中华医学会肾脏病学分会

肾脏病科普丛书

④

呵护您的肾健康

HEHU NIN DE
SHEN JIANKANG

主　　编　刘志红
执行主编　刘章锁

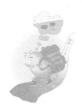 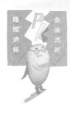 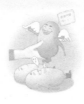

郑州大学出版社

郑州

图书在版编目(CIP)数据

呵护您的肾健康/刘志红主编. —郑州:郑州大学出版社,
2013.9(2016.8 重印)
(肾脏病科普丛书)
ISBN 978-7-5645-1582-9

Ⅰ.①呵⋯ Ⅱ.①刘⋯   Ⅲ.①肾疾病-防治-普及读物
Ⅳ.①R692-49

中国版本图书馆 CIP 数据核字（2013）第 224919 号

郑州大学出版社出版发行
郑州市大学路 40 号   邮政编码:450052
出版人:张功员   发行部电话:0371-66966070
全国新华书店经销
河南文华印务有限公司印制
开本:710 mm×1 010 mm   1/16
印张:7.25
字数:117 千字
版次:2013 年 9 月第 1 版   印次:2016 年 8 月第 4 次印刷

书号:ISBN 978-7-5645-1582-9 定价:29.00 元
本书如有印装质量问题,由本社负责调换

编委名单

主　　编　刘志红（院士　南京军区南京总医院）

执行主编　刘章锁（教授　郑州大学第一附属医院）

编　　委　（按姓氏笔画排序）

叶文玲　刘　芳　刘　宏　刘必成

刘茂东　李贵森　张　春　陈　旻

陈　崴　郁胜强　周秋根　周晓玲

赵占正　胡伟新　姜　虹　姚　丽

郭明好　章海涛　梁献慧　谢静远

秘　　书　梁献慧

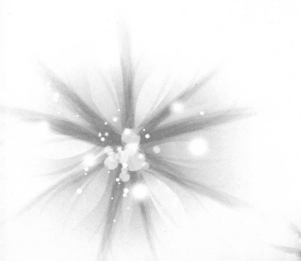

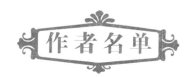

作者名单

主　　编　刘志红

执行主编　刘章锁

本书编者　（按姓氏笔画排序）

王　蔚　　王少清　　尹清华　　叶文玲

冯延欢　　朱红平　　刘　芳　　李　玲

李贵森　　吴姝焜　　陈利佳　　周秋根

孟德娇　　彭　鲲　　程　璐　　蒲　蕾

赖玮婧

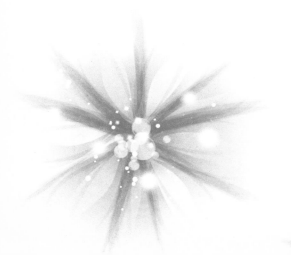

序

　　以患者为中心,是当代医学最突出的特征。它要求医生不仅从生理、病理、病因、治疗选择等方面来帮助患者解除病痛,更要求他们能与患者一起感受并体会生命的痛苦与快乐,人性的卑微与崇高,死亡的过程与意义。而要做到这一点,医生依据自己的专业知识,借助深入浅出、通俗易懂的科普读物,帮助患者了解疾病的过程及治疗选择,普及疾病的防治知识,将有助于在医生、患者及家属之间进行更深层次的沟通,在充分尊重患者的基础上提供更人性化的医疗服务。因此,从这个意义上讲,普及医学科学知识、传播防病治病的基本常识,不仅是医务工作者仁心仁术的展现,也是他们义不容辞的职责。

　　中华医学会肾脏病学分会(CSN)组织全国近20位理论扎实、经验丰富的肾脏病专家编写了这部肾脏病科普丛书,其中很多专家是在中国肾脏病学界开始崭露头角的学会的青年委员。丛书共分4册,16部分,内容涵盖了原发性肾脏病和多种继发性肾脏病,从早期预防谈到了尿毒症的治疗,从日常饮食谈到了治疗用药,从如何应对各种病症谈到了提高生活质量的重要性。该丛书多采用疑问式或比喻式命题,文字浅显易懂,编排生动有趣,图文并茂,引人入胜,不愧是一套集科学性、通俗性和艺术性为一体的优秀的肾脏病

1

科普丛书。

慢性肾脏病是我国常见的重大慢性疾病之一,并以其患病率高、治疗费用高、病死率高成为危害人类健康的公共卫生问题。在全社会提高对肾脏病的知晓度,加强肾脏病的早期预防,提高肾脏病的诊治水平是中华肾脏病学会的重要任务之一。本丛书的出版发行是我们践行学会宗旨,服务社会的具体行动。在此,我郑重地向广大肾脏病患者及其家属们,向相关医护人员和社区服务人员推荐此套丛书,希望你们能结合自己的需求,通过阅读此书,了解人体的肾及其功能,认识肾脏病的表现,在明白肾脏病是一个常见病和危害人体健康疾病的同时,也知道慢性肾脏病是一个可以预防和治疗的疾病。

在此,我向参加本科普丛书编写的所有专家和其他工作人员表示衷心的感谢,特别要感谢本丛书的执行主编刘章锁教授和他所带领的团队为这项工程所付出的努力和辛劳,同时也要感谢刘必成教授和胡伟新教授对本书的审校和提供的专业咨询。本套丛书的出版得到了国家973计划"常见肾小球疾病发病机制及其早期诊断"项目的资助,NO. 2012CB517600(NO. 2012CB517606)。希望本丛书能为慢性肾脏病的科普做出点滴贡献,希望我们的努力能为广大肾脏病患者提供科学有用的知识,并给他们带来更多的福祉。

刘志红

中国工程院院士

中华医学会肾脏病学分会主任委员

2013年8月

前言

　　这是一个追求健康的时代,这是一个顾不上健康的时代;

　　这是一套普通的科普,这是一套不普通的科普;

　　这是为患病的人写的,这是为未病的人写的。

　　世界上,每个人惧怕什么是不完全一样的。但有一样大抵都怕,那就是病。在这些病里,如果可以选择,肾脏病至少也不是人们想要的那种。据调查,每个人都爱自己的肾,都烦肾脏病。但我们的爱和恨并不能改变这个世界。

　　假如我们能了解肾,了解肾脏病,那么就可以改变一些东西,从而使事物朝着有利于我们健康的方向发展。但您不是医生,只是"普通百姓",那就从这套科普丛书开始吧。

　　此系列丛书由刘志红院士亲自领导,由全国近 20 位经验丰富的肾脏病专家编纂。丛书共分 4 册、16 部分、80 个问题,从原发肾脏病谈到继发肾脏病,从饮食谈到用药,从预防谈到治疗,从生活谈到生存。每册由一名中华肾脏病学会全国委员审核把关,保证了此套丛书的科学性;每部分由一位中华肾脏病学会青年委员负责编写,保证了此套丛书的科普性;每个问题分给一个普通居民或患者试读提议,保证了丛书的可读性。丛书在编写过程中,或从编者手头的一个病例入手,或从一个普通居民讨论的热点入手,或从社会关注的一个焦点入手，用通俗易懂的语言，引入要说明的肾健康问题，力求深入浅出，用最通俗的语言普及最专业的肾脏病知识，让每个人都能读，都能读懂。此外，每个问题前引言和插图的巧妙应用是本套系列丛书的另一大特色，每条引言，皆经我们反复琢磨、仔细推敲，以求风趣易懂、言简意赅；每幅插图，皆由美编亲自设计、潜心力作，以求合题合意、优质精美。

诚然，作为科普丛书，个别措词与专业书籍难免有一定出入，因此，此书仅仅是一部科普丛书，它所提供的信息并不完全等同于医生的医嘱，不能照本引用。由于时间仓促、工作量大，编者水平所限，书中错误在所难免，真诚地希望广大专家不吝赐教，也希望广大读者批评指正。

刘章锁

郑州大学第一附属医院

郑州大学肾脏病研究所

2013 年 8 月

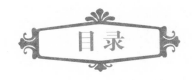

目 录

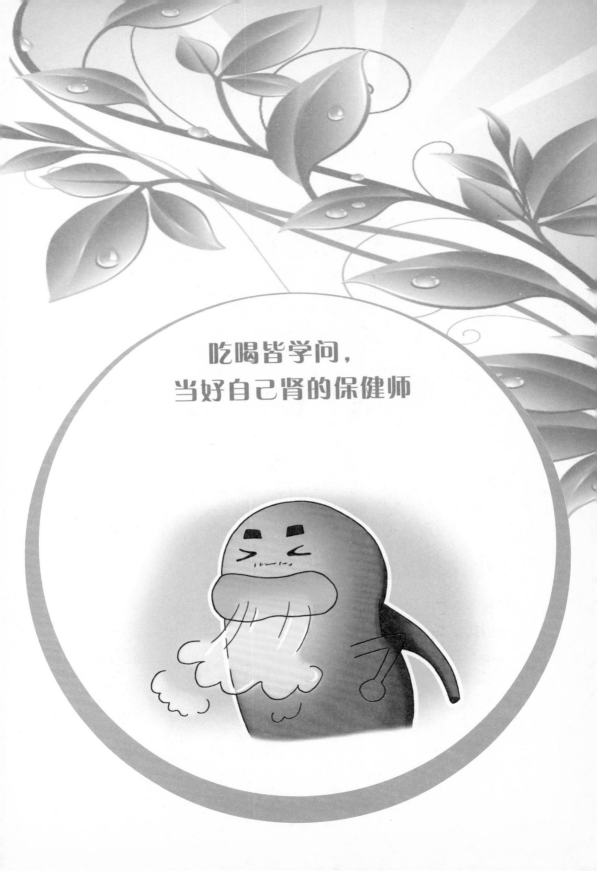

吃喝皆学问，
当好自己肾的保健师

饮食好习惯，预防肾脏病从口入

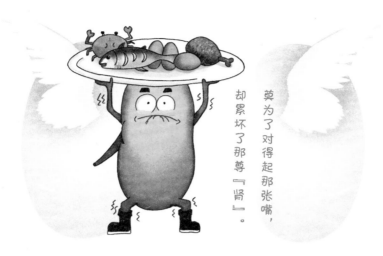

莫为了对得起那张嘴，却累坏了那尊「肾」。

　　肾是排泄代谢产物，调节水、电解质和酸碱平衡，维持机体内环境稳定的重要器官。要想保护肾的健康，就应该养成良好的饮食习惯，做到既养胃又养肾。

盐的摄入要适量

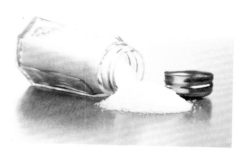

　　盐是维持机体体液平衡及神经肌肉功能正常的重要物质，但摄入过多的盐将导致血压升高，使心血管病变风险增加。长期摄入盐过多，高血压、冠心病、胃癌、肾脏病等便可能接踵而至。

　　多少盐才算适量呢？世界卫生组织建议，健康成人每天摄入食盐量不超过5克，大约是装满一啤酒瓶盖的量，高血压、糖尿病患者宜更低。虽然在现实生活中实现这个目标十分困难，但大家应有这个意识，以求尽量接近这个目标。

实际生活中，我们不仅要控制烹饪时添加的食盐量，还应限制高盐食物的摄入量，如以下这些食物。

1. 某些酱汁和肉汁　酱油、豆瓣酱、商业肉汁等。

2. 加工肉　咸肉、熏肉、香肠、火腿、热狗、午餐肉、咸鱼等。

3. 加工食品　奶酪、面包、三明治、汉堡包等。

4. 汤料类　干汤料、罐头汤料、汤料粉等。

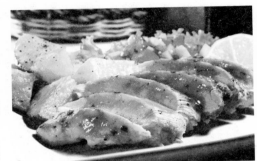

5. 盐渍零食　饼干、薯片等。

6. 酱制食品　酱菜、泡菜等。

所有的高盐食物不可能在此逐一列举，但以下几点建议或许有助于避免摄盐过多。

🫘 多吃自家烹饪的食物，控制外出用餐的次数。

🫘 不要仅依靠味觉判断含盐量的多少，要通过食物的成分标签估计其含盐量。

🫘 多吃新鲜蔬菜、水果等天然食品，少吃罐头等加工食品。

🫘 少吃煎炸食品。

蛋白质的摄入要合理

蛋白质是人体的重要组成部分，成人每千克体重每天至少应摄入0.8克蛋白质。推荐每餐摄入50～100克瘦肉、家禽肉或者鱼肉，也可以是半杯煮熟的豆子。体力活动者、孕妇、乳母等可适当增加。

蛋白质进入人体后会代谢成氨基酸被人体吸收利用，但过量的蛋白质则经脱氨基作用转化成糖或脂肪储存起来。脱氨基作用产生的氨通过肝转化成尿素，最终由肾排出体外。尿素形成过多将加重肾的负担。

蛋白质是三大能源物质之一。如果进食蛋白质过多，又不爱运动，就会导致机体摄入能量过多，最终导致超重和肥胖。已有研究证实，肥胖是肾脏病变的独立危险因素，肥胖相关性肾脏病的发病率呈逐年上升趋势。

长期高蛋白饮食还会扰乱体内脂质代谢，增加机体氧化应激，损伤血管内皮细胞等，促发或加重肾脏病变。

值得注意的是，蛋白质并不仅限于鸡蛋、牛奶中，各种肉类、海鲜以及豆类都含有较多的蛋白质。大家在享受美味的时候，不要忘了佳肴的主要成分，以免满足了食欲，却累坏了肾。

控制糖的摄入 ◄◄◄

糖是机体的重要能源物质，在维持机体正常生理功能及促进生长发育方面具有不可替代的作用。但它只能为人体提供能量，不能提供其他食物所含的所有营养成分。如果糖的摄入量超过人体的需要，就会转化成脂肪，严重者可出现血管内皮损伤、脂肪代谢紊乱、肥胖等代谢综合征的相关症状，从而使患心血管疾病及肾脏病的风险大大增加。尤其是糖尿病患者，更应该严格限制糖的摄入量。

需要明确的是，不仅水果、蔬菜、牛奶、淀粉类食物是糖的重要来源，许多甜食和饮料也能提供大量的糖，例如焙烤食品、冷冻甜点、糖果、果汁、软饮料和其他甜饮等。蔗糖、蜂蜜、糖浆、果糖等也不例外。

按其来源，糖可分为两类：水果、蔬菜等天然食物所含的糖和加工后的添加糖。近年来已有研究证实，大量摄入含添加糖多的食物会使机体出现不良的血脂谱——甘油三酯升高、高密度脂蛋白降低、低密度脂蛋白升高，从而增加罹患高血压的风险，并可促进机体的炎症反应。已有证据表明，高血压和炎症会危害肾健康。如果你是甜食热爱者，建议首选新鲜蔬菜、水果。当然，在其他营养物质的摄入能够满足机体能量需求的情况下，仍然需要限制糖的摄入量。

如果你实在对甜食情有独钟,以下几种低糖食物或许对你有帮助。

1. 香蕉酱　香蕉味甜,并且含有较多膳食纤维,有助于产生饱腹感。

2. 酸奶　你不仅可以自己制作,还可以在其中加入新鲜水果。

3. 不含添加糖的水果冰激凌　水果不仅是甜的,还可以增加饱腹感。

4. 烘烤苹果和肉桂　将苹果切成片,和肉桂一起放在焙锅上烤。37.5 ℃烤半小时,你就可以吃到甜美又健康的食物了。

5. 苹果和杏仁　如果你要出差,请带上这两种食物。它们可以避免你去找寻其他的食品满足对甜食的渴望。

避免高脂饮食 ‹‹‹

脂肪酸是脂类的关键成分,按其饱和度分为饱和脂肪酸和不饱和脂肪酸。膳食中饱和脂肪酸多存在于动物脂肪及乳脂中。植物性食品中富含饱和脂肪酸的有椰子油、棉籽油和可可油。食物中的不饱和脂肪酸主要存在于多种蔬菜、蘑菇、大豆及豆制品、鱼类、水果、酸奶、燕麦、葵花子、芝麻、核桃、茶叶等中。研究证实,进食较多的饱和脂肪酸会导致肝合成胆固醇增加,而不饱和脂肪酸具有改善血脂水平、清理血栓、增强免疫等作用。

是不是所有不饱和脂肪酸都有益于肾健康呢? 答案是否定的。不饱和脂肪酸按其化学结构分为顺式和反式两种类型。在室温下,顺式不饱和脂肪酸是液态(如植物油),而反式是固态。含不饱和脂肪酸的食物可以降低胆固醇水平,但

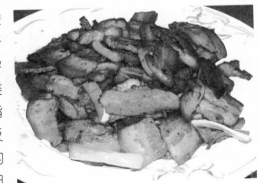

当氢化为反式脂肪酸时,作用恰恰相反,它们的危害虽然不像饱和脂肪酸那样大,但仍能导致高血脂。在为延长货架期和增加产品稳定性而添加氢化油的食品中都可以发现反式脂肪酸,如薄脆饼干、焙烤食品、

谷类食品、面包、炸薯条、炸鱼、洋葱圈、人造黄油等。

长期高脂饮食将导致机体代谢紊乱、超重或肥胖，代谢综合征的相关病变也会随之而来。

研究发现，随着血脂的升高，肾中一氧化氮合成酶的活性增强，产生大量的一氧化氮，同时肾中超氧离子也增加，二者发生反应后，产生对肾细胞有毒性的过氧化亚硝酸盐，从而造成细胞凋亡，并导致肾小球硬化和肾间质纤维化。

警惕高嘌呤食物

嘌呤主要以嘌呤核苷酸的形式存在于体内，在能量供应、代谢调节

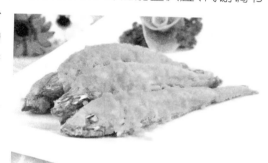

及组成辅酶等方面起着十分重要的作用。它的代谢产物为尿酸。正常情况下，体内产生的尿酸，2/3 由肾排出，1/3 从肠道排出。嘌呤摄入过多或其他原因导致尿酸合成过多或排泄障碍，均会导致高尿酸血症。当血尿酸浓度过高时，尿酸便沉积在关节、软组织、软骨和肾中，引起组织的异物性炎症反应，形成痛风性关节炎、痛风肾病、泌尿系统结石等。可见，高嘌呤饮食是不折不扣的隐形的肾的杀手。尤其是高尿酸血症人群、高尿酸血症与痛风家族史人群等，更应限制高嘌呤食物的摄入量。

哪些食物中嘌呤的含量较高呢？表1或许对大家有帮助。

参考表1中嘌呤的含量，适度限制进食动物内脏、颜色深的肉类、西式浓肉汤、海产类、坚果、植物幼芽部分等，有助于控制嘌呤的摄入量。

表1　常见食物中嘌呤的含量

嘌呤含量 /(克/千克)	常见食物名称
<0.75	芦笋、菜花、四季豆、青豆、豌豆、菜豆、菠菜、蘑菇、麦片、鲱鱼、鲥鱼、鲑鱼、金枪鱼、白鱼、龙虾、蟹、牡蛎、鸡肉、火腿、羊肉、牛肉汤、麦麸、面包等
0.75~1.00	鲤鱼、鳕鱼、大比目鱼、鲈鱼、梭鱼、贝壳类、鳗鱼、鳝鱼、熏火腿、猪肉、牛肉、牛舌、兔肉、鹿肉、鸭肉、鸽子肉、鹌鹑肉、野鸡肉、火鸡肉等
1.00~10.00	肝、肾、胰、心、脑、鲭鱼、凤尾鱼、沙丁鱼、鱼卵、小虾、淡菜、鹅肉、斑鸠肉、石鸡肉、大豆制品、酵母、香菇等

合理摄入水分 ‹‹‹

肾是调节水、电解质平衡的重要器官,其功能的正常发挥离不开水。适当多喝水能让尿液快速排出,不仅能预防肾结石,还有助于冲刷尿道,预防感染,保护肾。每天喝水2升左右,是正常的水分摄入量。但要注意,不能以含添加糖的饮料、碳酸饮

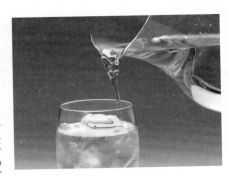

料、苏打水、啤酒等代替,最好喝饮用水。另外也要注意,切忌过度摄入水分,以免对肾造成较大负担。

谨慎用药 ‹‹‹

肾参与多种药物的代谢与排泄,因此也是发生药物相关性损害的高危器官。下面列举的是常见的肾毒性药物。

1. 抗感染药　首先是两性霉素B、新霉素、头孢菌素Ⅱ等,其次是庆大霉素、卡那霉素、链霉素、妥布霉素、阿米卡星、多黏菌素、万古霉素、磺胺药等,偶见新青霉素(Ⅰ、Ⅱ、Ⅲ)、氨苄西林、羧苄西林、金霉素、土霉素、头孢菌素(Ⅳ、Ⅴ、Ⅵ)、利福平、乙胺丁醇等。

2. 非甾体消炎药　如吲哚美辛、布洛芬、保泰松、吡罗昔康、阿司匹林、非那西汀、安替比林、氨基比林及对乙酰氨基酚等。

3. 化疗药　如顺铂、甲氨蝶呤、光辉霉毒、丝裂霉素－C、亚硝基脲类、5－氟尿嘧啶等。

4. 抗癫痫药　如三甲双酮、苯妥英钠等。

5. 麻醉剂　如乙醚、甲氧氟烷等。

6. 金属及络合剂　如青霉胺、依他酸盐等。

7. 其他　如环孢霉素 A、西咪替丁、别嘌呤醇、甘露醇、汞撒利、低分子右旋糖酐等。

在应用以上药物时，一定要注意监测尿液及肾功能情况，发现异常及时处理，必要时停用相关药物，进行肾治疗。

总之，大家要多做有心人，保护肾健康，预防肾脏病从口入。

慢性肾脏病患者的饮食

低盐低脂低蛋白，限磷限钾补充钙，因人而定「菜」。

除了严格遵医嘱进行药物治疗以外,科学的饮食营养配比也是延缓慢性肾脏病发展的重要措施。研究表明,合理的饮食调整有助于减少慢性肾脏病的并发症。如:水和盐的摄入限制,对于血压有很好的调整作用;低脂饮食,可以改善血脂紊乱等。

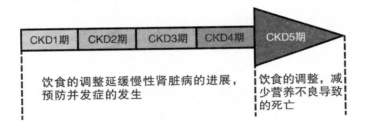

| CKD1期 | CKD2期 | CKD3期 | CKD4期 | CKD5期 |

饮食的调整延缓慢性肾脏病的进展,预防并发症的发生

饮食的调整,减少营养不良导致的死亡

要明确慢性肾脏病患者科学饮食的原则:热能充足,优质低蛋白,低盐,低脂,限磷补钙,纠正电解质紊乱。

1. 热能充足,优质低蛋白　在限制蛋白质总量的前提下,必须有50%以上的蛋白质来自优质蛋白质,如奶类、蛋、鱼、禽、肉等。而在控制蛋白质摄入的同时,还需要配合足够的热量摄取。热量应以复合碳水化合物为主的糖类以及植物油为主的单不饱和脂肪酸为主要来源,如砂糖、蜂蜜、冰糖、橄榄油、花生油等。

2. 低盐　当伴有水肿、高血压或心脏病时,应该注意限制盐的摄入量,每天 2 克左右。避免食用腌制食品、罐头食品等加工食品,少用酱油、味精、鸡精、豆瓣酱、番茄酱等调味料,可使用白糖、白醋、五香、八角、葱、姜、蒜等调味品增加食品的可口性。

3. 低脂　脂肪也分好坏,应该多摄入"好"脂肪,少摄入"坏"脂肪。"好"脂肪包括橄榄油、花生油、坚果在内的单不饱和脂肪以及以植物油为代表的多不饱和脂肪,"坏"脂肪包括高脂肉类、全脂奶以及饼干、薯片等。最好的脂肪摄入方式为:每天烹调油 20 ~ 25 毫升,坚果 15 ~ 25 克,鱼、肉、蛋类各 50 ~ 100 克。

4. 限磷补钙　慢性肾脏病的早期,适当限制饮食中磷的含量,适当提高钙的摄入量,可以延缓肾功能的衰退,防止肾性骨病的发生。建议每天摄入磷的量不高于 0.8 克,饮食钙的摄入量为 1.2 克。常见的低磷和含钙食物见表 2。

表 2　常见的低磷和含钙食物

低磷食物	含量	含钙食物	含量
奶类	1.00 克/升	牛奶	1.04 毫克/克
豆浆	0.33 克/升	猪肉	0.06 毫克/克
红肉、内脏类	2.00 毫克/克	大豆	1.91 毫克/克
白肉	0.40 毫克/克	大米	0.13 毫克/克
蛋	50.00 毫克/个	豆腐	1.64 毫克/克
白饭	80.00 毫克/碗	海带	3.48 毫克/克
蔬菜	30.00 毫克/碗	虾皮	9.91 毫克/克

5. 纠正电解质紊乱　慢性肾脏病患者肾功能减退,易引起血钾积聚,从而导致肌肉瘫痪、心搏减慢甚至停搏的严重后果,因此,除了前面提到的限制盐的摄入以外,还要限制钾的摄入。具体来说,慢性肾脏病患者应该避免食用干果、豆类、菌类、腌制食品、啤酒等高钾食物。除此之外,还可以通过蔬菜焯水、避免食用菜汤、少使用市售袋盐或选择无盐酱油等厨房降钾技巧减少钾的摄入,最大限度地避免高钾血症的发生。

◀ 制订适合自己的食谱 ◀◀◀

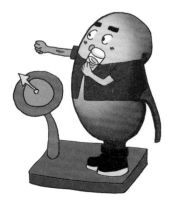

饮食应该因人而异,营养治疗方案的制订并不是营养学家或临床医生的专利。通过以下步骤,你也可以根据食品交换份法制订出属于自己的食谱。

用食品交换份法制订食谱主要分为五个步骤。

下面我们为一个身高 175 厘米、体重 55 千克、职业为教师的 54 岁男性肾脏病患者,制订一份营养治疗方案。

1. 计算标准体重　体重在标准体重上下不超过 10% 为理想体重,超过 20% 为肥胖,低于 20% 为消瘦。此患者的标准体重应为 175-105 = 70 千克,而实际体重为 55 千克,低于标准体重 21.4%,为消瘦。

2. 计算每天所需总能量(参照表 3)　此患者的职业为教师,属轻体力劳动者,他每天所需总热量为 70 千克×147 千焦/千克 = 10 290 千焦。

表 3　成人慢性肾脏病患者每日热能供给量

劳动(活动)强度	每日热能供给量/(千焦/千克)		
	消瘦	理想体重	肥胖
轻体力活动 (如坐式工作、 日常生活)	>147	126 ~ 147	105
休息状态	>126	105	84

3. 计算每天蛋白质的摄入量　每千克体重 0.6 ~ 0.8 克,要求 50% ~ 70% 来自于优质蛋白质。优质蛋白质包括动物蛋白(鱼、肉、蛋、奶、海鲜)和大豆类制品。

该患者每天应摄入的蛋白质的标准量为 70×0.6 = 42 克。

4. 按照食品交换份的原则(表 4),计算食品交换份的份数　将食物按照来源、性质分成四大类九小类。同类食物在一定重量内,所含的蛋白质、脂肪、糖类和热量相似,可以互换。每份食品交换份产生的热量约为 378 千焦,每天所需总热量/(378 千焦/份)= 食品交换份的份数。

表4　食品交换份

类别	每份重量/克	每份热量/千焦	蛋白质/克	脂肪/克	糖类/克	主要营养素
谷米类	25	378	2.00	—	40	糖类
淀粉类	25	378	0.10~0.15	—	40	膳食纤维
水果类	200	378	1.00	—	21	膳食纤维
蔬菜类	500	378	5.00	—	17	维生素、无机盐
大豆类	25	378	9.00	4	—	蛋白质
奶类	160	378	5.00	5	6	蛋白质、脂肪
肉、鱼、蛋类	50	378	9.00	6	—	蛋白质
油脂类	15	378	—	10	—	脂肪
坚果类	10	378	4.00	10	2	脂肪

该患者食品交换份的份数为 10 290÷378≈27 份。

5. 选择并交换食物　能量来源：糖类 15 份（55.6%），蛋白质 5.5 份（20.4%），脂肪 4 份（14.8%），其他 2.5 份（9.2%）。符合能量要求：糖类 55%~60%，蛋白质 20%~25%，脂肪 10%~15%。其中优质蛋白质占 60%（50%~70% 范围内）。

该患者膳食要求：10 290 千焦热量；42 克蛋白质；27 份食品交换份。

42 克蛋白质中的 50%~70% 来源于优质蛋白质（鱼、肉、蛋、奶类）：42×60%≈25 克。25 克优质蛋白质来自于 3.6 份肉、鱼、蛋、奶类（每份相当于 7~9 克蛋白质）。

除了 25 克优质蛋白质之外，42 克蛋白质中的另外 17 克是来自谷米类、蔬菜类和水果类的非优质蛋白质。其中，10 克来自谷类（5 份谷类交换份），5 克来自蔬菜类（1 份蔬菜类交换份），2 克来自水果类（2 份水果类交换份）。

以上 11.6 份食品交换份提供 4 384.8 千焦热量，剩余 5 905.2 千焦可由以下食品提供：10 份淀粉（250 克）+5.5 份植物油（82.5 克）。

营养因素与肾脏病关系密切。只要严格按照饮食原则合理安排一日三餐,再配合医生的诊疗计划,疾病就会得到一定的缓解和控制,我们自身的生活质量也会提高。

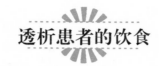

透析患者的饮食

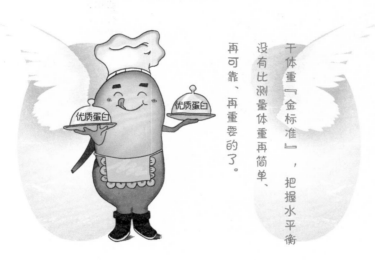

干体重『金标准』,把握水平衡,没有比测量体重再简单、再可靠、再重要的了。

饮食治疗是透析治疗的基础。合理、恰当的饮食对于维持营养状态,维持体内水、电解质平衡,以及保护残余肾功能有着至关重要的作用。患者应当如何安排自己的日常饮食呢?我们推荐的饮食原则是:蛋白质要吃够,能量及维生素不能少,注意避免水分摄入过多,预防高血压、高血钾、高血磷等各种并发症的出现。

◀ **血液透析和腹膜透析的区分** ◀◀◀

血液透析是借助于血液透析机(俗称"人工肾"),于体外替代人体肾的工作,排除体内毒素和过多的水分,纠正水、电解质紊乱和酸碱失衡,缓解临床症状,挽救生命的治疗过程。

腹膜透析则是利用自身腹膜作为透析膜,通过腹膜透析管向腹腔灌注透析液,保留一段时间,以进行膜两侧的物质及水分交换,然后再放出,以此来清除体内代谢废物和过多水分,纠正水、电解质紊乱和酸碱失衡。同时,通过透析液还能补充机体所需的某些物质,如电解质、碱基和葡萄糖等。

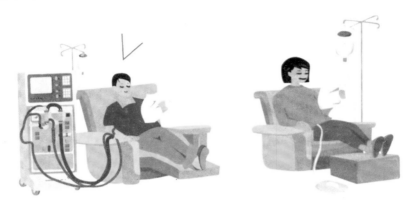

透析患者蛋白质的摄入原则 ‹‹‹

研究发现,血液透析可导致每天 10 ~ 12 克额外的蛋白质丢失,而腹膜透析因所使用的透析液量更大、液体交换时间更长,导致的额外蛋白质丢失可能更多。由于透析患者蛋白质分解增多以及透析液交换造成蛋白质损失,如果患者不能摄入足够的蛋白质和能量,就会导致营养不良的发生。

人体有 8 种必需氨基酸不能在体内合成,必须由食物供给。根据必需氨基酸的量可将食物中的蛋白质分为以下两类。

一类是优质蛋白质,所含的必需氨基酸的量和比例与人体蛋白质较为接近,人体对这类蛋白质的利用率高,产生的代谢废物较少。含优质蛋白质的食物有鸡蛋、牛奶、牛肉、家禽、鱼等。

另一类是非优质蛋白质,含必需氨基酸的种类不齐全,比例也不合理,整体利用率低,并且增加肾血流的负担,如谷类、各种蔬菜和豆类等植物蛋白质。这类蛋白质的摄入量不宜过多。

以理想体重为参照,维持性血液透析患者的推荐蛋白质摄入量为1.2 克/(千克·天),维持性腹膜透析患者的推荐蛋白质摄入量为1.2 ~ 1.3 克/(千克·天)。优质蛋白质应占摄入蛋白质总量的50%。可同时补充复方 α 酮酸制剂0.075 ~ 0.120 克/(千克·天)。常见食物的蛋白质含量见表5。

表5　常见食物的蛋白质含量

食物重量(生重)	蛋白质含量/克
主食50 克(中等大小的碗,半碗熟米饭约130 克)	4
瘦肉50 克(做熟后约相当于两根手指大小)	9
一个鸡蛋(60 克)或一袋牛奶(250 毫升)	8
25 克大豆或100 克北豆腐或150 克南豆腐(拳头大小)	9
500 克青菜	5
25 克干果(30 粒左右的花生米)	4
一个水果(200 克)	1

透析患者能量的供应原则 ‹‹‹

透析患者每天最适宜的能量供应(按体重)为147 千焦/千克。60岁以上、活动量较小、营养状况良好的患者,可减少至126 千焦/千克。维持性透析开始后,患者需摄入足够能量,以增加干体重,从而改善机体营养不良状态。能量主要来自于米、面和脂肪,脂肪提供的能量是糖类和蛋白质的2 倍多。应以复合碳水化合物为主的糖类和植物油为主的不饱和脂肪酸构成能量的主要来源,糖类和脂类最好与富含蛋白质的食物一起摄入。

透析患者维生素的补充原则 ‹‹‹

透析患者应避免过多摄入脂溶性的维生素 A、维生素 E、维生素 K,过多摄入会在体内蓄积。但是,由于限制进食、肾功能受损导致代谢改变及维持性血液透析,患者也可发生多种维生素和矿物质缺乏,特别是水溶性的 B 族维生素和维生素 C。此时可通过食用新鲜蔬菜、水果来补充,也可以口服维生素 B_1、维生素 B_2、维生素 B_6、维生素 C 及叶酸。

血液透析患者的饮水原则

进行一段时间的血液透析后,许多患者尿量会逐渐减少,最后出现无尿(每天尿量少于 100 毫升)。这时要严格限制患者的水摄入量,否则在两次透析间期,患者体重会过度增加,迫使透析脱水量加大,血容量会忽高忽低波动,增加心血管病发生的风险,并增加内瘘闭塞的风险。

当患者未出现水肿或高血压,且每天尿量多于 1 500 毫升时,饮水量基本不限,只要透析间期患者体重增加不超过干体重(既无水潴留也无脱水的体重)的 5% 即可。例如,50 千克体重的患者透析间期体重的增加应少于 $50×5\% = 2.5$ 千克。维持性透析患者的饮水量应为前一天尿量加上 500 ~ 800 毫升不显性失水之和。

不可忽视食物的含水量,应注意水分的来源。除了水果、饮料外,其他食物的含水量也不应忽视。常见食物的含水量见表6。

表6　常见食物的含水量

类别	100 克食物中含水量/克	食物
高水分	>90	豆浆、牛奶、稀粥、汤、冬瓜、梨、苹果、葡萄、黄豆芽、白菜、生菜
中等水分	20 ~ 90	猪肉、鱼、虾、贝类、豆腐
低水分	<20	小米、糯米、黄豆、扁豆、芸豆、藕粉、菜花、方便面、绿豆、大麦、大米

精打细算减水量:①奶酪(固态)>酸奶(半固态)>牛奶(液态);②馒头、烙饼>面条;③炒面>汤面。

水分控制小技巧:①稀饭、水果、罐头制品等食物含有大量水分,不可吃太多;②吃太咸会导致水分滞留体内,应避免含钠高的食物;④尽量不要吃外面餐馆的东西,必要时可要求口味淡一些,尽量不要放味精等;⑤尿少的患者尽量不要吃粥、喝汤。

控水妙招:将一天可饮用的水量平均分配,用带有刻度的容器装好或将部分水混合柠檬汁结成冰块,口渴时含在口中,让冰块慢慢融化。稍微口渴时,可用棉棒润湿嘴唇或漱口,十分口渴时再小口喝水。

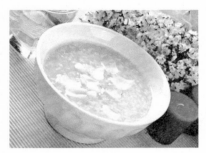

透析患者限钾饮食原则

饮食中钾的供给量依尿量和血钾水平而定。有尿即排钾,尿量超过 500 毫升时基本不限钾或稍限钾;无尿血液透析患者每天的供钾量低于 2 克,特别是糖尿病肾病患者;无尿腹膜透析患者每天的供钾量为 3 ~ 4 克。

食物中的钾多集中于谷皮、果皮和肉质中,且钾易溶于水,浓菜汤、果汁、肉汤中均含有相当多的钾,所以可用下列方法减少钾的摄入量。

1. 蔬菜　用开水烫过后捞起,再以少量油炒或油拌。避免食用菜汤及生菜。

2. 水果　避免食用高钾水果,如猕猴桃、哈密瓜、草莓、枣、香蕉等。避免饮用果汁。

3. 肉类　勿食用浓缩汤及肉汁拌饭。

4. 饮料　避免饮用咖啡、茶、运动饮料等。白开水及矿泉水是最好的选择。

5. 调味品　勿使用以含钾盐代替钠的低钠盐、健康美味盐及无盐酱油等。

6. 其他　坚果类、巧克力、番茄酱、干燥水果干及药膳汤等均含高钾,应避免食用。

常见的低钾食物见表7。

表7　常见的低钾食物 *

类别	食物
油脂类	花生油、玉米油等
淀粉类	玉米淀粉、团粉、粉丝、粉条、粉皮、小米、大米、藕粉等
蔬菜类	方瓜、木瓜、小西胡瓜、节瓜、绿豆芽、葫子、佛手瓜、冬瓜、白萝卜缨等
水果类	芦柑、鸭梨、白兰瓜等

*　100 克食物中钾含量低于 100 毫克

透析患者限钠饮食原则

患者少尿或无尿，伴有水肿、高血压或充血性心脏病时，需配合限钠饮食。

限钠饮食应避免加工类食品，如腌腊制品、罐头食品等，并谨慎使用酱油、乌醋、味精、鸡精、辣椒酱、豆瓣酱等调料，限用低钠盐及无盐酱油。可利用白糖、白醋、酒、花椒、五香、八角、柠檬汁、香菜、葱、姜、蒜等调味品，增加食物的可口性。但同时也要避免过多限制钠的摄取，以防低钠血症发生。常用食物的含钠量见表8。

表8　常用食物的含钠量

类别	100 克食物中含钠量/克	食物
高钠	>1.00	酱油、味精、盐、鸡精、腐乳、咸菜、虾皮、火腿、香肠等
中钠	0.01 ~ 1.00	猪肉、牛奶、豆腐、白菜、芹菜等
低钠	<0.01	大米、精白面粉、扁豆、苹果、梨、啤酒、蘑菇、桃、红枣等

透析患者限磷饮食原则

慢性肾衰竭患者易产生高磷血症。治疗慢性肾衰竭继发性甲状旁腺功能亢进的关键在于控制磷的代谢，其中重要的一环是积极限制饮食中的含磷量。常见的高磷食物见表9。

表9　常见的高磷食物

类别	食物
乳制品	奶粉、鲜奶、优酪乳、优格、乳酪等
含酵母的食品	养乐多、健素糖等
豆类	红豆、绿豆、黑豆等
坚果类	瓜子、核桃、腰果、花生、栗子、开心果、杏仁、黑芝麻
全谷类	全麦面包、糙米、莲子、燕麦、薏苡仁、麦片
内脏类	猪肝、猪心、鸡胗等
其他	蛋黄、可乐等汽水、可可粉、鱼卵、鱼松、骨髓、小鱼干及肉干制品等

常见的低磷食物（每100克食物含磷量低于50毫克）：苹果、雪梨、杧果、凉粉、色拉油、葡萄酒、蜂蜜、海参、草鱼、鸡蛋白、河虾、大黄鱼、长茄子、西红柿、柿子椒、冬瓜、葫子、胡萝卜、地瓜粉、木耳、藕粉、小豆粥、粉丝等。

每天磷的摄取量应低于800毫克。常见食物的磷含量见表10。

表10　常见食物的磷含量

类别	食物中含磷量	类别	食物中含磷量
奶类	240毫升含240毫克	蛋	一个含50毫克
豆浆	240毫升含80毫克	胚芽米饭	一碗含100毫克
红肉、内脏类	50克含100毫克	白饭	一碗含80毫克
白肉	50克含20毫克	蔬菜	一碗含30毫克

烹调降磷小技巧：①为减少食物中的含磷量，食用鱼、肉、土豆等，都应先水煮弃汤后再进一步烹调；②捞米饭。

目前常用的降磷药物有氢氧化铝、碳酸钙、乳酸钙。服用这些药物时要敲碎，然后与食物一起吃，才有较好的降低磷吸收的作用。

少尿或无尿的患者,在血液透析期间,为了防止出现急性心脏功能衰竭、高钾血症而危及患者生命,必须做好严格的自我管理。

1.严格控制含钾高的食物 血浆中钾离子含量变化范围很小(3.5~5.5毫摩/升),肾是维持钾离子代谢平衡的主要器官。如果肾功能正常,即使在不摄入钾时,每天仍有1克钾随尿液排出体外;但是少尿或无尿的患者,钾离子排泄出现故障,极易出现高钾血症。当血钾含量超过5.5毫摩/升时可出现心率减慢、心律失常,甚至发生心房颤动或心搏骤停。因此,要严格限制摄入含钾高的食物,同时口服碳酸氢钠以促进血浆中的钾离子进入细胞内,达到降低血钾浓度的目的。

2.严格控制水的摄入 无尿的患者如果摄入过多的水分,又不能排出,过多的水则进入血液,使血液循环的容量增多,出现心脏容量负荷过重,诱发高血压及急性肺水肿,严重者可危及生命。因此,患者在食用水、稀饭、菜汤时,都要严格控制。控制的标准一般是在两次血液透析之间,患者的干体重波动小于5%。

食谱举例 ‹ ‹ ‹

患者,男,54岁,身高175厘米,每周三次血液透析。患者的理想体重为70千克。

一天膳食营养安排:总能量按126~147千焦/(千克·天),全天摄入量为8 820~10 290千焦;蛋白质按1.0克/(千克·天),全日为70克,其中高生物价者占50%以上;钠1 500~2 000毫克/天,钾2 000毫克/天。

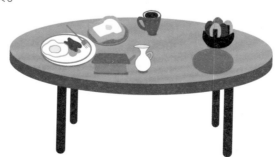

一天食谱举例如下。

早餐:牛奶 200 毫升,煮鸡蛋 1 个,开花馒头 50 克。

午餐:红烧鸡块 120 克,扒白菜 150 克,米饭 100 克。

加餐:橘子 1 个。

晚餐:瘦肉丝 50 克,炒胡萝卜丝 100 克,醋烹豆芽菜 150 克,花卷 100 克,大米粥 20 克。

全天烹调用盐 4 克,油 40 克,食用糖 50 克。

营养分析:全天蛋白质 76 克,能量 8 937.6 千焦,钠 1 854.4 毫克,钾 2 008 毫克。

腹膜透析患者治疗膳食的蛋白质需要量略高,钠、钾摄入量可稍放宽。

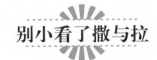

别小看了撒与拉

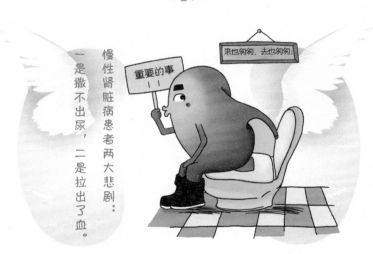

1.尿液与肾 肾产生尿液,就像自来水厂生产自来水一样。人的肾好比自来水厂,输尿管好比供水管,膀胱好比蓄水站,尿道好比自来水管。

打开家里的水龙头后,如果发现水颜色变黄了,水里有渣子,或者闻起来有股臭味,大家都会想到,自来水厂出问题了,水质不达标。同样的道理,我们身体泌尿系统(肾—输尿管—膀胱—尿道)的病变也可以通过尿液直接反映出来。我们可以通过尿液质与量的改变分析判断肾的问题。

所以,尿液的管理对于肾脏病患者来说,尤为重要。

2.肾脏病患者的尿液管理正常的尿液应该是无色或淡黄色,透明清澈的。

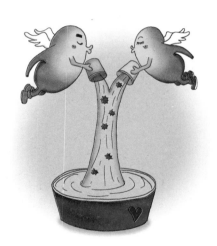

(1)尿液的性状改变 尿液的性状改变包括以下几个方面。①气味:氨臭味,老式公共厕所的味道,尿液放久了以后散发出的味道。还有蒜臭味、烂苹果味、鼠臭味、甜水果味、恶臭味等。通常,新鲜的尿液味道并不浓烈,当闻到刺鼻的味道时,不论能否辨别属于上面哪一种味道,均应提高警惕。②颜色:稀牛奶色、米汤色、粉红色、红葡萄酒色、浓茶色、酱油色等。尿液通常为无色或淡黄色。如果变成其他颜色,均应引起重视。③尿液混浊、有气泡,也应引起注意。

(2)尿量的改变 对于我们的生活来说,缺水是件非常不爽的事情;对于我们的身体来说,尿少也是件令人烦恼的事情,尤其对于有肾脏病的患者。尿产自于肾,尿都没了,说明肾都不工作了,快退休了,所以尿量的多少,是监测肾功能的另一个重要指标。肾脏病患者,每天在家里监测自己尿量的多少是很有价值的。

尿量的监测很简单,将尿液尿入可以计量的容器,比如有刻度的大杯子、盆、痰盂或者矿泉水瓶子,并把一天的尿量记录下来就可以了。什么是一天的尿量呢?如果从今天早上7点钟开始算起,那么到明天早上7点钟这个时间段内所有的尿液量就是一天的尿量。当一天的尿量少于400毫升或者多于2500毫升时,都要引起警惕。如果连续两天出现这种情况,就需要去医院咨询医生,尤其是有肾脏病的患者。

(3)排尿过程的问题　常见的排尿过程的问题有以下几项。①尿频,每天白天排尿次数超过6次;②夜尿频多,每天起夜次数超过2次;③尿急,一有尿就想上厕所,憋不住;④尿痛,即排尿的时候感到疼痛;⑤排尿困难,排尿时用力才能将尿排出,尿线变细,或者滴答不成线;⑥尿失禁,尿排出了,自己却不知道。

当出现以上情况时,要及时就医。

3. 尿液的检查　尿液的检查项目主要有血尿、蛋白尿、管型尿等。

(1)血尿　血尿分为镜下血尿和肉眼血尿。镜下血尿是指,尿液离心后的沉渣在高倍显微镜下观察到红细胞多于3个/高倍视野;肉眼血尿是指,尿液呈洗肉水样或血色。血尿多见于泌尿系统的炎症、结石、肿瘤及肾结核等疾病。

(2)蛋白尿　24小时尿蛋白定量超过150毫克,或者点时尿尿白蛋白/肌酐比值大于0.20,即可称为蛋白尿。大量蛋白尿是指一天的尿蛋白量超过3.5克。蛋白尿可分为生理性和病理性。生理性蛋白尿一般是一过性的,在诱因消除后可以消失;而病理性蛋白尿往往是持续性的,需要给予干预和治疗。

(3)管型尿　指尿中的蛋白质、细胞、分泌物在肾小管集合管中聚集凝固而形成的圆柱形聚体。管型尿常提示肾脏病变。

4. 留取尿液的方法　当发现尿液的性状、尿量、排尿过程中的任何一种异常情况时,就要去医院看医生。这个时候需要做尿常规检查。那么,什么样的尿液标本做出来的检查结果是最准确的呢?下面我们看看应该如何留取尿液。

(1)女性患者,月经干净以后1周再做尿常规检查。

(2)早上起床以后的第一次尿是最好的。

(3)一定要用无菌、清洁、干燥的容器,不能随便拿个纸杯子或者塑料杯子,否则容易被污染,检测出来的结果不准确。

（4）去医院做尿常规检查之前，先在家里清洗外阴。

（5）取中段尿20毫升，尿液的量不能太少。所谓中段尿是指排尿过程中，弃去先排出的那部分尿，留取中间的那部分尿。

（6）标本应该在半个小时内送检，时间长了容易变质而导致检查结果不可靠。

肾脏病患者的拉

1. 大便与慢性肾脏病　众所周知，尿液与肾关系密切，其实大便与慢性肾脏病也密切相关。肾衰竭的患者，常常并发胃肠道病变，甚至造成消化道出血。

很多人认为，大便时出血就是患了痔疮，实际上这是一个错误观念，痔疮并不是大便出血的唯一病因。便血，意味着消化道出血，而消化道出血又分为高位出血和低位出血两种。消化道高位出血，例如食管下段静脉曲张破裂引起的出血、消化性溃疡出血等，由于血液离开血管后存留在肠腔的时间较长，排出体外时粪便呈柏油状或糨糊状，黑色或咖啡色，大便潜血实验阳性。所谓潜血，是指消化道少量出血，红细胞被消化破坏，粪便外观无异常改变，肉眼和显微镜均不能证实的出血。慢性肾衰竭患者上消化道出血的病变包括消化性溃疡、出血性胃炎、十二指肠球炎。

肾脏病患者晚期肾衰竭之所以合并上消化道出血，首先与患者消化道各段的结构和功能的改变密切相关。

（1）毒素对肠道的刺激及破坏作用。慢性肾衰竭患者的毒素从肠道排出增加，刺激胃肠黏膜，同时造成胃肠黏膜的屏障功能下降，毒素直接刺激胃肠黏膜造成弥漫性出血和溃疡，并降低了胃黏膜防御胃酸侵袭的作用。

（2）慢性肾衰竭患者，胃泌素在肾降解与排泄均减少的情况下，蓄积增多，引起胃酸分泌亢进，故易并发溃疡及消化道出血。

（3）慢性肾衰竭患者，肾对钙磷的代谢障碍，致低钙高磷，低血钙会使胃泌素增加，而较易发生溃疡病。慢性肾衰竭患者凝血功能障碍，许多凝血因子降低，加上透析时的肝素化，使胃肠黏膜出血倾向明显。另外，慢性肾衰竭患者的贫血可使胃肠黏膜缺血缺氧，加重胃肠黏膜损伤。终末期肾脏病可促进动脉硬化的发展，胃肠道血管也发生硬化，影响局部黏膜的血液循环，降低黏膜的屏障功能，而易发生黏膜糜烂及溃疡，一旦出血，则不易自止。

慢性肾衰竭患者大便出血的特点多为出血量小，但不易停止，加重了慢性肾衰竭患者的贫血，使血红蛋白、红细胞和血小板均有不同程度的减少。对慢性肾衰竭合并出血的患者，应选用 H_2 受体阻滞剂或用质子泵抑制剂抑制胃酸分泌，同时要兼顾使用消化道黏膜保护剂保护胃肠黏膜，防止损害因素的侵袭，以利于病变组织修复，改善消化道黏膜的屏障功能。此外，根据病情加用止血敏（酚磺乙胺）、凝血酶、立止血（巴曲酶）等药物，有利于控制出血。慢性肾脏病患者须长期透析的，如果出现胃肠道不适，可通过粪便潜血实验进行检测，以便早发现、早治疗。慢性肾衰竭患者使用激素后，胃肠道出血往往没有明显的症状及体征，因此，为了早发现、早治疗，需要密切观察患者的病情变化。

2. 简易检测方法　对于慢性肾衰竭患者，建议使用家用型大便潜血检测试纸，及早发现有无便血。其原理是：试纸上包被一层四甲基联苯胺显色染料和过氧化物膜，在马桶或便池内，粪便中的血红蛋白可扩散到周围的水中，血红蛋白中的亚铁血红蛋白有类似过氧化物酶的活性，能通过过氧化物膜释放出氧，将无色的四甲基联苯胺氧化成有色的联苯胺蓝，呈现蓝绿色。

综上所述，肾脏病患者的大小便管理非常重要，我们要从生活中的细节做起，别小看了撒与拉。

肾保健小常识

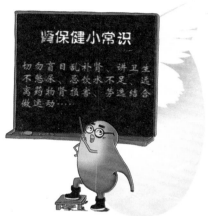

别吹嘘自己能憋多久尿，膀胱不是钱包，太大可能会增加尿路感染的机会。

忽视肾健康的人不在少数，但也有一部分人过于追求补肾，有的甚至经常重复着损害肾的行为。那么，要怎样避免肾保健"过"或者"不及"呢？提醒大家在生活中要注意下面一些细节。

◀ 补肾不等于护肾 ◀◀◀

补肾是许多人崇尚的养生理念，不少人以为，补肾就是补肾器官。"这是一个误区"，肾内科专家说。中医学所指的"肾"，是一个功能学概念，包括了现代医学的生殖系统、内分泌系统和泌尿系统的综合功能，而现代医学所指的"肾"，则是实实在在的肾器官。肾担负着清除体内毒素、废物及过多水分的重任。此外，它还协助机体控制血压、调节电解质浓度、产生红细胞等。一旦肾功能受损，大多数是不可逆的。所以，只重补肾而忽视肾功能健康是危险的。与其经常补肾，不如好好保护肾。

◀ 忌憋尿 ◀◀◀

不少人因为工作太忙而常常憋尿。殊不知，憋尿过久容易导致膀胱压力升高、膀胱压力反射紊乱和逼尿肌功能下降，也可影响输尿管-膀胱抗反流机制，导致尿液反流，容易并发肾盂肾炎、肾功能损害。因此，即使工作再忙，也不能顾不上如厕。

◀ 忌饮水不足 ◀◀◀

工作忙起来，很多人也顾不上喝水。喝水不足，尿量自然会减少，尿液中携带的废物和毒素的浓度就会增加。临床常见的肾结石与长时间喝水不足密切相关。专家强调，要养成多喝水的习惯，每天至少保证八大杯开水（注意：不要以饮料代替）。多喝水可以冲淡尿液，让尿液快速排出，有助于预防结石。

◀ 用药遵医嘱 ◀◀◀

传统观念认为，中药是纯天然原料，对人体无害。但目前研究已证实，中药中的马兜铃、天仙藤、关木通、青木香、广防己等有一定的肾毒性，罪魁祸首是其所含的马兜铃酸，应特别引起注意。西药磺胺、卡那霉素、庆大霉素、链霉素等有一定的肾毒性，要尽量避开这些药物。如果病情所需，必须用这些药，则要在医生的指导下，并且需要在用药前评估肾功能，用药中和用药后定期检查肾功能，一旦发现异常，要立即停药，并做相应的处理。

◀ 劳逸结合，防护统一 ◀◀◀

生命在于运动。适量的运动可增强机体抵抗力，特别是冬季，可避免上呼吸道感染。上呼吸道感染，尤其是扁桃体病灶，易引发肾炎。因此，维持良好的运动习惯，有利于增强免疫力，减少肾炎发生。同时，适当的休息也

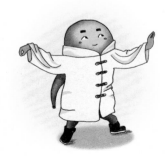

是保护肾的重要原则,尤其对于有肾脏病的患者,充足的休息至关重要。

"洗肾保健"靠不住

如今,通过洗器官进行排毒的做法已不鲜见。除了洗肠、洗肺等之外,最近又有媒体报道了"洗肾保健",据说这种方法在台湾等地受到一些人的追捧。对于这种"保健手段",专家提醒:健康人不可盲从。

人们对洗肾缺乏了解。其实,医疗上的"洗肾"并不是用来保健养生的,而是一种肾替代疗法,也就是通俗意义上的血液透析疗法,它通常只是针对肾功能不全者的一种补救治疗措施。具体做法是:通过血液透析仪,帮助病变的肾排泄体内的代谢废物,使血液中的毒素加速排出。当肾功能衰退或丧失的时候,过多的代谢废物和水分积蓄在体内不能排出,所以需要依靠外力来维持人体基本的新陈代谢。时下,在个别地区和机构推出的所谓"洗肾保健",对于健康人有百害而无一利,这种做法不但不该提倡,而且还应该遭到质疑。

健康人接受"洗肾保健",虽然可能会得到一些心理上的安慰和满足,但是由于人体自身有一套平衡调节机制,健康人采用"洗肾保健"方法时,会使这种机制被打乱,从而扰乱机体内环境,破坏肾的自我调节能力。

定期体检,早查早医

肾脏病起病比较隐匿,所以被称为"沉默的杀手";定期体检,可以尽早发现肾的问题。以下是一些常见的肾脏病症状,如果见到这些症状,应该及时就医,尽早控制肾脏病的进展。

1. 尿液泡沫多且长久不消失,尿色异常(如尿呈浓茶色、洗肉水样、酱油色或混浊如淘米水样),尿量过多或过少,年轻人夜尿增加,水肿等情况,往往是早期肾脏病的征兆,应及时就医。

2. 链球菌感染可诱发肾脏病,特别是儿童。喉部、扁桃体等发生链球菌感染时,要立即根治,使用抗生素治疗要彻底,不可半途而废。

3. 女性怀孕前做肾功能检查,可避免尿毒症的发生。女性在孕期肾负担加重,因此,怀孕前最好检查有无肾脏病。如果有相当程度的肾脏病,应及早向肾专科医师咨询可否怀孕。盲目怀孕,致肾脏病加重,可能很快恶化成尿毒症,就必须要进行透析治疗了。

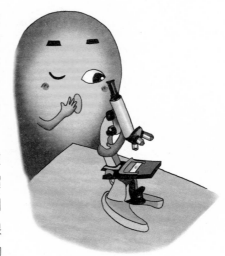

4. 一般人要定期做肾方面的检查,如尿常规、肾功能、泌尿系统彩超等,每年一次或者每两年一次。特别是有高血压、糖尿病、系统性红斑狼疮等慢性病的患者,更要监测肾功能,至少每半年一次,因为这些疾病都可能对肾功能有影响。

防寒避湿保护肾

冬天应做好保暖。调查发现,冬季肾功能恶化的患者人数远超过其他各季节,主要是低温环境中血管收缩、血压升高,进而尿量减少、血液黏度升高,而影响肾功能。

避免受寒受湿。寒冷能引起肾动脉痉挛,加重肾缺血,影响肾清除功能,尤其是老年人。溶血性链球菌易在潮湿环境中繁殖,因而人易受其感染。所以,应尽可能做到室内温暖干燥,阳光充足,空气流通。穿衣要适当,避免受寒受湿。

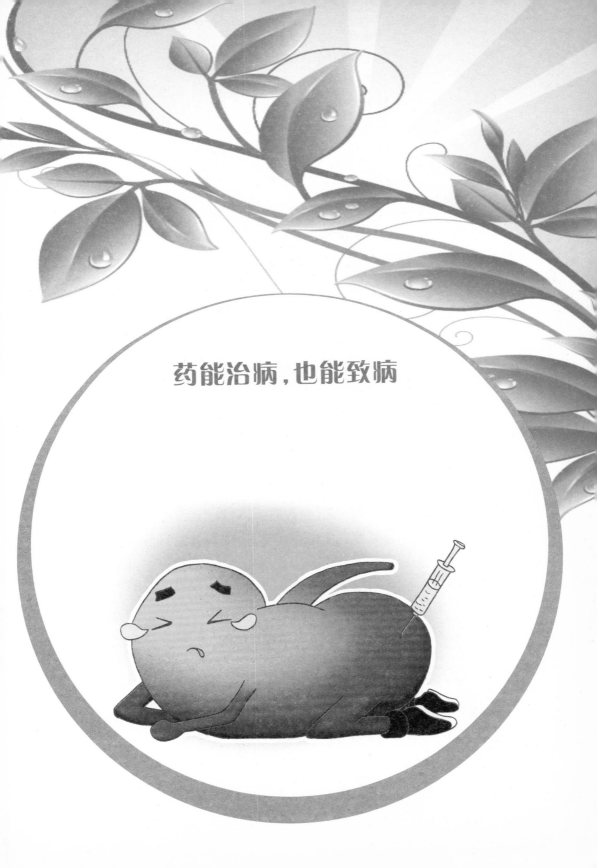

药能治病，也能致病

激素：“让我欢喜让我忧”

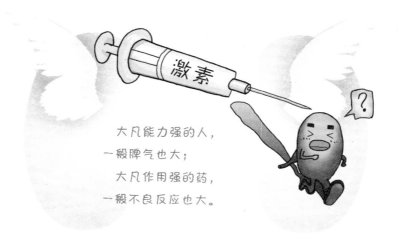

大凡能力强的人，
一般脾气也大；
大凡作用强的药，
一般不良反应也大。

激素的临床应用历史悠久，因较强的抗炎、免疫抑制作用而被广泛应用于多种急性重症疾病，改写了败血症、SARS（传染性非典型肺炎）、系统性红斑狼疮等多种疾病的治疗历史，一度被誉为"仙丹"。随着临床应用经验的积累和疗效观察，人们对激素的态度也发生了转变，越来越多的患者提出："激素治标不治本，不良反应又大，我能不能不用呢？"那么，是什么原因导致人们对激素的态度发生如此大的转变呢？激素到底能不能用？能用的话又该怎样用呢？

激素的定义 ◂◂◂

激素是指由人体的内分泌腺或内分泌细胞分泌的高效生物活性物质，这些物质参与了对人体生理过程的调节。缺乏这些激素，人体将不能维持正常的新陈代谢；而某种激素水平过高，亦可导致相关的不良反应。为什么会有"小矮人"和"巨人"？就是生长激素分泌失常做的怪，这还仅仅是一种激素的例子。人体分泌的数十种激素作用于各个器官、组织，像齿轮间的润滑剂一样，调节人体这个巨大的时钟运转，任何一种出了问题，都会导致相应的病变。

在临床工作中使用的激素，通常是指由肾上腺皮质分泌的糖皮质激素（以下简称激素），被广泛应用于多种疾病，如肾上腺皮质功能减退症、系统性红斑狼疮、类风湿性关节炎、支气管哮喘、特发性血小板减少性紫癜、原发性肾病综合征等。

激素在肾脏病治疗中的作用 ‹‹‹

激素有很强的抗炎和免疫抑制作用，进入人体后，主要作用于血液循环中的白细胞，通过抑制白细胞分泌多种细胞因子，抑制白细胞游走到炎症部位，从而起到抗炎、免疫抑制的效果。激素也可影响血管内皮细胞的功能，从而影响血管的通透性。激素还可以自由地进入细胞内，与细胞内相应的受体结合（这种结合类似于钥匙与锁），最终可导致很多促进炎症的细胞因子合成减少。在静脉注射激素冲击治疗过程中，激素使用量非常大（是口服激素的 10 ~ 15

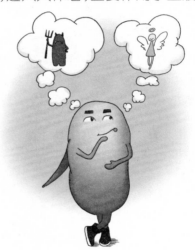

倍）。激素发挥作用还与细胞膜上的受体有关，这种作用来得很快。但是，激素是否影响肾本身的功能、如何影响，目前医学界并没有太多认知。

激素在肾脏病治疗中的地位 ‹‹‹

激素在肾脏病的治疗中有着举足轻重的地位。医生经常把它称作"双刃剑"：一方面，对于免疫性肾病来讲，它就是一个核武器，可以迅速控制病情的进展；另一方面，激素本身对人体代谢的影响是不可避免的，这是激素不良反应产生的基础。长期、大量或不适当应用激素会给患者带来显著甚至不可挽回的不良反应。这也是许多患者恐惧激素的原因所在。

那么,怎样用好这把"双刃剑",确保既有最大疗效又尽可能避免药物不良反应呢? 笔者认为关键在两个方面:一在医生,二在患者(包括家属)。对医生来讲,要正确诊断,依据病情决定是否选用激素,确定激素剂量和疗程。这个过程中,肾活检的意义就显得非常突出了。肾脏病的种类繁多,表现各异,笼统诊断为肾炎或单凭某几个特征来确定诊断,只怕要闹"隔空诊脉"的笑话了。因此,明确肾脏病种类是关键。对患者而言,正确看待疾病很重要,既不要一知晓有肾脏病,便如临大敌,惶惶不可终日,好似明天便会变成尿毒症一样;也不要明知有病,却讳疾忌医,或不以为然,小病拖大,终致后悔莫及。此外,作为患者,还应正确配合医生的治疗。临床中我们发现,即使是同一病症,不同患者的反应并不一致,表现在对药物的治疗效果和不良反应上也不相同。尽管现在的医学、医生并不能准确、肯定地预测具体哪个患者一定对治疗敏感或不敏感、发生或不发生并发症,但总的来说,正确配合医生治疗可以少走冤枉路、少花冤枉钱。尤其对长期接受激素治疗的患者,可为早期识别、防治激素的不良反应,打下良好的基础。

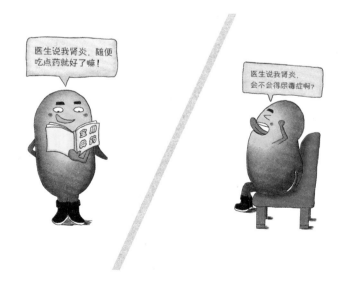

肾脏病治疗中经常使用的主要是中效激素,如泼尼松、泼尼松龙、甲泼尼龙。需要明确指出的是,激素的不良反应与剂量和使用的时间密切相关。也就是说,长期、大剂量地使用激素,不良反应发生的概率会大大增加。在临床上,激素的使用剂量可分为小剂量(7.5 毫克/天)、中剂量(7.5~30.0 毫克/天)和大剂量(≥30.0 毫克/天)。当其剂量>250 毫克/天且使用的时间很短(一般 3~5 天)时,称为冲击治疗。

一旦应用激素,就应密切观察疗效和患者对药物的反应,严格避免以下三种导致激素不良反应的行为:①服用激素后长期不复诊;②自作主张,随意更改激素用量或疗程;③正规使用激素无效时(以尿蛋白为例,尿蛋白显著减少或消失是激素治疗有效的表现。如果尿蛋白无减少或仅轻微减少,提示激素治疗无效),盲目增加激素剂量或延长治疗时间。

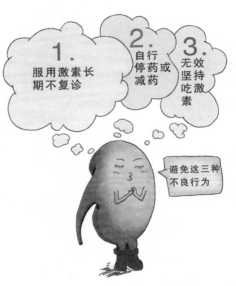

哪些情况提示发生了激素不良反应呢?激素参与人体基本代谢,一旦发生不良反应,可累及全身多个系统、器官。

1. 多数患者首先注意到的是一些外在的变化,如"胖脸""厚背""花皮肤"等。"镜子里的我越来越丑,我都不好意思见人了",许多患者因为"爱美"而排斥甚至自行停止服用激素。需要澄清的是,激素固然对皮肤、脂肪分布等起到了重要作用,但也有一些是人为的因素:相当一部分患者在服用激素后,食欲亢进,饭量剧增,脸和肚子很快就像吹皮球一样胖起来了!

2. 其次是在服用过程中对生活能力的影响,如四肢乏力等。"公交车就停在我旁边,着急往里进,可腿就是抬不动! …… 只能眼睁睁看着车开走。这是怎么回事啊?"张大姐很是懊恼地和大夫抱怨着。长期大量使用激素会导致肌肉萎缩、肌力下降。如果出现大腿根部等异常疼痛,要警惕股骨头坏死的可能,应尽快就医并采取相应措施,尽可能避免造成严重后果。也有一部分患者抱怨"视物模糊,视力下降",如果出现这种情况,要警惕青光眼、白内障的可能,而且激素一旦引起白内障,往往是不可逆转的。另外,激素也可能导致胃肠不适,如反酸、疼痛,以及精神改变,如失眠、欣快感、认知障碍、抑郁等。

3.备受关注的一项不良反应是诱发或加重感染。激素有抗炎作用,但不具有抗菌作用。激素可降低人体抗感染能力,有利于细菌生长、繁殖和扩散,因此,长期应用激素可诱发感染或使人体内潜在的感染病灶扩大或扩散,还可使原来静止的结核病灶扩散。在用药过程中应留意病情的变化及是否有诱发感染现象,必要时给予抗感染治疗。

4.反跳现象及停药症状。长期应用激素类药物,症状基本缓解后,若减量过快或突然停药,原有症状可很快出现或加重,此种现象称为反跳。这是患者对激素产生依赖作用或症状尚未完全缓解所致。处理措施为恢复激素用量,待症状缓解后再缓慢减量。

5.激素还有一些不良反应是不痛不痒的,早期不易发现,如升高血糖(导致糖尿病,即使小剂量也可发生)、血脂,诱发肝功能损害等。因此,对服用激素的患者,定期检测很重要,千万不要等到出现并发症状后才后悔莫及。

使用激素的正确方法 ◄◄◄

1.使用前看指征,避免激素滥用。接受治疗前应有临床、病理等证据支持,尤其是病理结果(肾穿刺报告),对决定是否使用激素、用多长时间的激素有很大的参考价值。

2.勤观察,多沟通,积极配合效果好。观察的内容除患者主观感觉、形体活动的改变外,还有相应的实验室检查指标,医生会根据对治疗效果和并发症的判断,调整激素的使用方法。

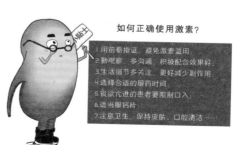

如何正确使用激素?

1.用前看指征,避免激素滥用;
2.勤观察,多沟通,积极配合效果好;
3.生活细节多关注,更好减少副作用;
4.选择合适的服药时间;
5.食欲亢进的患者要限制口入;
6.适当服钙片;
7.注意卫生,保持皮肤、口腔清洁……

3. 多关注生活细节，更好地减少不良反应。

4. 一般认为，除病情需要，晨起顿服（将一天的激素量早上一顿服用）可能更利于减少不良反应。如果服药后有胃肠道反应，饭后半小时至 1 小时服药，可以减轻对胃肠道的刺激，必要时可加用胃黏膜保护药和抑酸药。

5. 食欲亢进的患者要限制进食量。如果对食量、食物种类不加以控制，会使激素的某些后期不良反应如血糖升高、血脂代谢紊乱等变得更为突出。因此，患者"饭宜七分饱"，并减少高糖、高脂肪类食物的摄入。随着激素减量，这类不良反应也会逐渐消退。

6. 适当服钙片。骨质疏松是长期大剂量使用激素的并发症。据统计，接受泼尼松总剂量>1 000 毫克时，约 80％ 的患者可出现骨质疏松，特别是绝经期女性和小儿更为多见。所以，对长期使用激素者，应常规补钙或维生素 D。患者在使用激素的同时，可适当服用钙片，以预防骨质疏松。定期对脊柱、骨盆等进行影像学检查。如有骨质疏松或坏死，应尽可能停药。

7. 规律服用激素的患者，还应尽量注意周围环境卫生，保持皮肤、口腔清洁，避免皮肤黏膜损伤，防寒保暖，增强体质。避免到人群拥挤、嘈杂的地方。病情稳定者可适当运动。在服用激素期间，如出现感染症状（如发热、咳嗽等不适），应及时就医。

抗菌药物与肾脏病

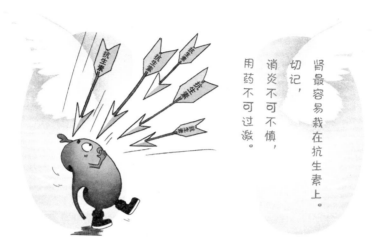

肾最容易栽在抗生素上。切记，消炎不可不慎，用药不可过激。

任何人一生中不可避免地会发生感染。肾脏病（如肾病综合征）患者本身的免疫力低下，加之长期服用糖皮质激素、免疫抑制剂等药物的影响，人体免疫屏障更是薄弱，因此，感冒、腹泻等问题经常接二连三地发生。若不及时治疗，可导致尿蛋白反弹、血压升高等，甚至诱发肾功能急剧恶化。据报道，感冒可使近40%的慢性肾炎症状加重。此种情形下，经常会有患者问："大夫，我为什么老感冒？""我感冒了，能用消炎药（抗生素）吗？"下面，让我们先从感冒说起，给大家介绍一下怎样使用抗生素才是合理的。

◀ 感冒的定义 ◀◀◀

感冒是一种自愈性疾病，可分为普通感冒和流行性感冒。普通感冒是由多种病毒引起的一种呼吸系统疾病，每次发病可由不同的病原体引起，鼻病毒、呼吸道合胞病毒、腺病毒最常见。普通感冒一般没有明显的全身症状,主要表现为打喷嚏、流鼻涕等,严重者可有发热、畏寒、头痛、食欲缺乏。流行性感冒是由流感病毒引起的急性呼吸道传染病,临床症状可有咳嗽、发热、寒战、头痛、肌肉疼痛、关节痛等。普通感冒的症状如果不严重,没有必要吃药,通常1周左右就会自愈。症状较重者可以给予对症治疗药物,如抗过敏药、止咳药、解热镇痛药等。

◀ 避免滥用抗菌和抗病毒药物 ◀◀◀

尽管感冒多由病毒感染所致,但目前尚无专门针对普通感冒的特异性抗病毒药物,而且多数普通感冒无须使用抗病毒药物治疗。过度使用抗病毒药物反而有增加药物相关不良反应的风险。

感冒可能会引发细菌感染,如支气管炎及肺炎,因此,国内许多人在用药时有个习惯,就是一遇到感冒等小问题都去买消炎药、抗菌药,这是很不妥当的。抗菌药物治疗并不能缓解普通感冒的症状,如果感冒合并细菌感染,用抗生素治疗当然是无可厚非的,但滥用抗生素治疗感冒就毫无根据了。

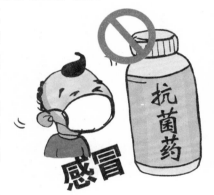

感冒症状的消失主要靠人体的自我修复,最好的治疗方法就是保证充足的睡眠和营养。感冒本身就说明我们近段时间以来身体状况不佳,正好可以借着生病这个机会休息一下,给自己的身体一个自我修复的时间。

◀ 合理、科学地使用抗生素 ◀◀◀

由于忌讳抗生素对肾的毒性作用,有些患者出现发热、咳嗽需用抗生素时也拒绝使用,总想"扛过去",结果反而导致严重后果。有些患者则担心自己的免疫力低,一出现发热就使用"高档"抗生素,结果导致体内菌群失调,感染迁延不愈。如何才能合理、科学地使用抗生素呢?

1. 抗生素的定义　抗生素是指由细菌、霉菌或其他微生物在生活过程中所产生的具有抗病原体或其他活性的一类物质。抗生素的种类很多,根据药物对病原微生物种类的作用可分为以下几类:抗病毒药、抗细菌药、抗真菌药、抗寄生虫药以及抗肿瘤药。常用抗生素有一百多种,如青霉素类、头孢菌素类、氨基糖苷类(包括链霉素、庆大霉素)、四环素类、氯霉素类、红霉素、林可霉素、万古霉素、多黏菌素、磷霉素、灰黄霉素、丝裂霉素、有免疫抑制作用的环孢霉素等。

2. 正确使用抗生素的原则　抗生素种类繁多,每一类药物仅对相应的病原微生物发挥作用,因此,应严格遵守抗生素的使用原则。印度等南亚地区曾出现的"超级病菌",与该地区长期滥用抗生素有关。正确地使用抗生素有以下几个原则。

(1)严格掌握适应证,还要注意药物的不良反应,尤其是肾毒性。

(2)原因不明的发热不宜使用抗生素,除非高度怀疑为细菌感染。

(3)病毒性感染不要随便使用抗细菌药物。

(4)尽量避免皮肤、黏膜局部应用抗生素。

(5)选用抗生素要有针对性,根据感染病原微生物的种类,选用相应的抗生素。如果是细菌感染,则选用对细菌有作用的抗生素,还要根据细菌的种类,选用对细菌敏感的抗生素。如果是病毒感染,使用抗细菌的药物或抗真菌的药物均是无效的。

(6)选择合适的剂量及正确的用法。

另外,抗生素的使用涉及很多医学专业知识,应在医生的指导下运用。滥用抗生素会导致"超级细菌"的产生。

3. 注意抗生素导致的肾损害　几十年来,抗生素导致的身体损害屡见不鲜,如庆大霉素、丁胺卡那霉素(阿米卡星)导致耳聋、肾衰竭,四环素大量使用导致"四环素牙"、肝损害和骨骼发育异常等。抗生素的不良反应包括两个方面:过敏与毒性。过敏是指药物引起人体的免疫系统攻击自身组织细胞,与剂量无关,且不可预测。毒性与药物代谢途径有关。进入体内的药物,若通过尿液形式排出,则存在潜在肾损害的可能。许多抗生素具有潜在肾毒性,其损害作用随剂量增大、疗程延长而加重,在大剂量联合用药、不合理用药、滥用药时尤为突出。

目前已经证实有明显肾毒性的抗生素包括:氨基糖苷类(庆大霉素、卡那霉素、丁胺卡那霉素、妥布霉素、链霉素)、头孢菌素类(头孢噻吩、头孢唑啉、头孢噻啶)、青霉素类(氨苄西林、青霉素 G)、其他类(多黏菌素、万古霉素、两性霉素 B)。一般而言,红霉素、氯霉素、多西环素、林可霉素和三代头孢菌素对肾的毒性比较小。

(1)氨基糖苷类药物 这是肾毒性最大的一类抗生素,也是诱发药源性肾损害的最常见原因。发生肾损伤的临床表现为血尿、蛋白尿和管型尿,严重时出现少尿、无尿或急性肾衰竭。肾毒性与用药持续时间和剂量等因素有关。

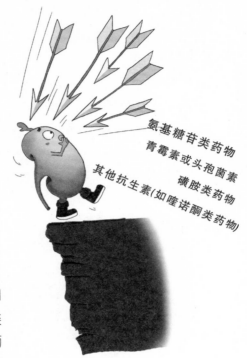

氨基糖苷类药物
青霉素或头孢菌素
磺胺类药物
其他抗生素(如喹诺酮类药物)

(2)青霉素或头孢菌素 这两种药物可引起Ⅳ型变态反应,导致过敏性间质性肾炎。第一代头孢菌素的肾毒性较大,第二代头孢菌素次之,而第三代和第四代头孢菌素几乎无肾毒性。该类药物造成肾损害的严重程度与药物剂量无关,部分患者有尿量减少,伴全身过敏症状,如发热、皮疹、关节痛等。

(3)其他抗生素 如喹诺酮类药物(环丙沙星和诺氟沙星等)、红霉素、林可霉素、万古霉素和抗病毒药物(如阿昔洛韦、拉米夫定和干扰素等)亦可引起肾损伤。

肾是抗生素的主要排泄通道。例如氨基糖苷类、头孢菌素类、多黏菌素等,90% 以上经肾排泄。因此,肾功能的状态或给药方法将影响药物在体内的排泄,从而使血药浓度不同。对于无肾脏病的人群,通过增加尿量加快药物从体内排出,可减少或预防肾损害的发生。

对于以下高危人群,如使用抗生素,应警惕肾损伤的发生,并依据实际情况调整抗生素的用药剂量和种类。

🔴 原有肾脏病者,特别是已存在慢性肾功能不全时,在药物选择上尽量避免主要从肾排泄的药物。一旦决定对这些人群使用抗生素,要根据肾功能相应地减少药物剂量。另外,即使是对肾毒性较小的药物，如第三代头孢菌素，也存在引起间质性肾炎的可能。因此，肾脏病患者在使用抗生素的时候，最好有专业医生的指导。

　　📖　长期肝病、肿瘤等引起营养不良和低蛋白血症，导致药物与血浆蛋白结合减少，使药物经肾排泄量增加，从而增加肾损害机会。

　　📖　糖尿病、高血压、痛风、系统性红斑狼疮等疾病均可引起肾损害，导致肾对药物毒性的敏感性增加。

　　📖　老年人更易发生肾损伤，应注意调整用药剂量。

减少抗生素肾损害的唯一有效方法就是合理、科学地使用抗生素，勿乱用抗生素。但是，如果出现感染需要使用抗生素，也不要过分担心，可在有经验的临床医生指导下，选择有治疗作用、不良反应最低的抗生素。

中药：取精华，弃糟粕

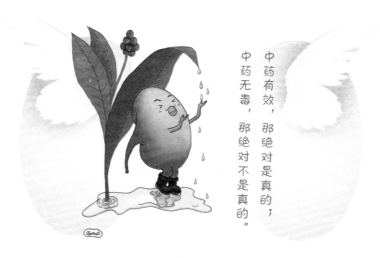

中药有效，那绝对是真的；
中药无毒，那绝对不是真的。

传统中药在多种疾病治疗中显示出了独特的作用，被誉为医学国粹，逐渐受到世界关注。长期以来，人们认为中药重调理，无毒副作用。在这种观念的影响下，许多人长期服用一些中药来"消炎""降火""排毒"。事实真如我们所认为的那样吗？

西药化学成分单一或明确，所以作用原理清晰，且结构明确，不良反应亦经过临床试验证实——清楚存在。中药与西药最大的不同就在于其成分的复杂性。哪些成分起哪个作用？不同成分之间有无相互作用？……这些问题为中药这一医学瑰宝披上了神秘的面纱。近年来，有关中药导致肾脏病的报道屡见不鲜。

中药也有肾毒性

最典型的例子就是木通引起的急性肾衰竭。20世纪90年代中期，比利时医生首先发现，相当数量的"肥妞""胖嫂"服用减肥中药后发生急性肾衰竭，此后中药肾毒性逐渐开始引起国内外的广泛关注。后经研究发现，这些减肥药中含有一种叫木通的中药。与此类似的还有关木通、天仙藤、青木香、广防己等多种，因其内含有马兜铃酸成分而引起肾损害。

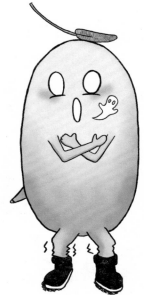

中药肾脏病的发生

1. 中药的植物学种属，是导致其肾损害的基本因素，它决定了某种中药是否具有导致肾损害的潜在可能。

2. 中药必须经过特殊炮制才能用于治疗疾病，因为中药的炮制在很大程度上有助于减少其毒性。盲目地使用自然界现存的中药，会增加用药的危险性，如草乌、附子、半夏、天南星等，使用前必须经过炮制。

3. 用药应遵循"辨证施治"和"中病即止"的原则，不可草率行事。应严谨、科学地对症下药，适时更换方案。如服用关木通60~100克，可引起急性肾衰竭；长期服用朱砂，可引起中枢神经系统损害和肾损害，出现痴呆及血尿、蛋白尿等。

4. 随意改变用药途径、不合理的中西药合用、无医嘱擅自服用和过量服用，也是导致肾损害的主要因素。

5. 中药配伍、煎制方法、服用方法及个体差异，均可影响中药药效的发挥，使用不当时可引起肾的损害。

6. 某些中药的命名不规范所导致的误用,也可增加肾损害的发生概率。

▶ 中药肾脏病的表现 ◀◀◀

1. **急性肾损害** 服用过量的肾毒性中药,如关木通,可以导致肾小管上皮细胞坏死,临床表现为尿量减少、肾功能迅速恶化。有近 1/3 的中药导致的肾损害表现为急性肾衰竭。

2. **慢性肾损害** 轻者导致肾小管上皮细胞变性,临床出现低血钾、代谢性酸中毒、肾性尿糖、氨基酸尿等;重者可出现肾间质纤维化,临床呈现慢性肾衰竭,在肾衰竭早期即可出现贫血,超声检查会提示两个肾体积缩小,且常常大小不一致,到这一步肾损害往往是不可逆转的。

▶ 可致肾损害的中药 ◀◀◀

中药成分复杂,各种成分相互作用、相互制约,所致肾损害的机制尚未完全明确。目前对此机制研究较为确切的中药有木通、广防己、细辛等马兜铃科植物。这些药物中含有的马兜铃酸能导致近端肾小管刷状缘脱落、肾小管坏死,并有致癌作用。

1. **含有或怀疑含有马兜铃酸的药材** 马兜铃、关木通、天仙藤、青木香、广防己、汉中防己、细辛、追风藤、寻骨风、淮通、朱砂莲、三筒管、杜衡、管南香、南木香、藤香、背蛇生、假大薯、蝴蝶暗消、逼血雷、白金果榄、金耳环、乌金草等。

2. **可能与上述药材混用而掺杂马兜铃酸的药材** 木通、苦木通、紫木通、白木通、川木通、预知子、木防己、铁线莲、威灵仙、香防己、白英、大青木香等。

事实上,中药也是药,大剂量、长时期使用均存在引起肾损害的可能。一些中药煎剂,成分较多,并且对其药理、毒理认识有限,故应当尽量避免。肾脏病患者更应小心、谨慎,即使服用中药,也需在正规、有资质的中医院就诊。减少中药肾损害的重要环节是提高认识,走出"中药毒性小"的误区。

1. 减少中药肾损害重在预防，对原已有肾功能不全的患者更应多加注意。注重辨证论治，提倡"三因制宜"，即根据个体的不同、气候因素的不同、地域环境因素的不同，适当调整用药剂量。

2. 就诊应选择正规的医院、有资质的医生，勿轻信秘方、偏方。

有一个男性患者，34 岁，发现血清肌酐升高（200～250 微摩/升），就诊于多家大医院，得到相同的诊断：慢性肾衰竭。他听说慢性肾衰竭不能治愈，便到处寻求中药偏方，治疗大约 6 个月后，因胸闷、恶心来到我院，抽血化验发现血肌酐 1 200 微摩/升。此时，该患者已进入尿毒症期，需要终身透析治疗。

按现在的医疗技术，尽管慢性肾衰竭不可治愈，但延缓其发展完全有可能。辨证是安全应用中药的前提，切不可盲目相信偏方。

3. 确保中药的品种正确及炮制规范。

4. 严格掌握药物剂量及疗程。有蓄积可能的药物，应采用少量、间断服药的方法，减少蓄积中毒的可能。

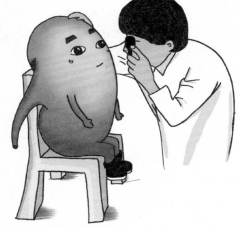

5. 若应用肾毒性很强的中药，应了解和监测患者的肾功能。

6. 一旦发生中药引起的肾损害，应立即停用，按急性肾衰竭治疗。

7. 肾脏病患者服用中药应小心、谨慎，服用前先咨询医生。

中药是一个巨大的宝库，如：雷公藤中提取的雷公藤多糖苷可用于治疗原发性肾小球疾病、肾病综合征、狼疮性肾炎等；大黄提取物能够延缓慢性肾衰竭进展；冬虫夏草是传统名贵中药，能够保护肾小管上皮细胞,防治药物肾毒性所致的急性肾小管损伤,提高人体免疫力,降低循环免疫复合物水平,用于治疗急性肾衰竭、慢性肾小球肾炎、慢性肾衰竭等。

保肾有无"灵丹妙药"

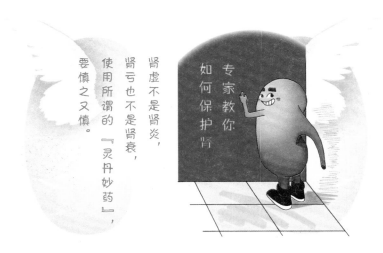

肾虚不是肾炎,肾亏也不是肾衰,使用所谓的「灵丹妙药」,要慎之又慎。

现在健康养生越来越受到人们关注,电视台、电台及网络的各类养生节目备受追捧,专家现身实例为老百姓讲解养生之道,我们一边惊叹于身边微小事物的巨大作用,一边对你方唱罢我登场的各路专家的言论半信半疑,另一边却在亲身实践着打鸡血、养红茶菌、煮绿豆汤等各种层出不穷的怪招。我们追求健康、防病于未然没有错,我们希望"把吃进去的病吃回去"也没有错,只是我们的追求、希望被别有用心的人利用了。那么,站在肾脏病的角度,需不需要保肾?如何保肾?

神奇的肾 ◄◄◄

肾是我们身体的清道夫——通过生成尿液,清除体内代谢产物及某些废物、毒物，同时经肾的吸收功能保留水分及其他有用物质。

不要小看身体里的这对"小蚕豆"，如果将每个肾单位比作一个高效的小过滤器，肾就是一个由 100 万个小过滤器组成的神奇环保工厂，永不停歇地清洗着我们的血液——肾单位每分钟生成 125 毫升的肾小球滤液，我们的肾每天需要清洁 200 升血液！

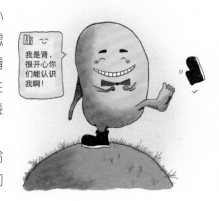

此外，肾还有强大的代偿功能，给肾移植患者提供了获得二次生命的机会。

由此可见，我们的肾既有非常强的调节功能，也有强大的储备功能。普通人群根本不需要"保肾药"，事实上也不存在任何灵丹妙药能够保护肾。我们不去损害肾，就是对肾最好的保护。

◄◄◄ "保肾药"与性功能低下 ◄◄◄

铺天盖地的广告宣传似乎要告诉人们：天下男人都应该补肾了，十人九虚，疲劳就是肾虚，肾虚就要补肾，肾虚就是性功能不好，吃了补肾药就能补肾壮阳……其实，这些说法都是不正确的。保肾和性功能没有必然的联系，这是两种医学理论体系下对疾病的解释，没有办法比较，如同关公战秦琼。中医学上的"补肾药"是根据

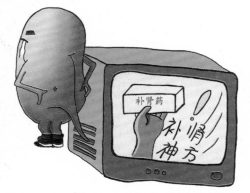

中医理论，辨证论治，对人体的生理功能的一种调理，是一种辅助治疗手段。性功能下降可能与心理和器质性病变有关，属于生殖系统的病变。性功能下降者的肾功能可以是正常的，肾功能不全患者的血肌酐升高，但是仍然可以进行性生活并且生出健康的宝宝。

在门诊上，我们曾经遇到过这样的病例：一个 32 岁的男子，因为不育，找到当地一个"经验丰富"的中医求治，被告知肾虚，需要补肾调

养。于是该男子接受了"家传秘方"长期补肾,后来,孩子还没有等到,自己却得了尿毒症。因此,对于我们正常人来说,中药补肾需要悠着点!

保护肾的方法

1. 保持健康的生活方式　不要过量进食高蛋白食品,蛋白质摄入经消化吸收后产生的废物是氨,摄入过量的蛋白质可加重肾的排泄负担,使肾处于高代谢状态;不宜吃含脂肪过高的食物,低脂饮食对减轻血管硬化,预防高血压、糖尿病及肾脏病恶化是有利的;戒烟忌酒,饮食不要过咸,一般人每天摄盐量不超过 5 克,肾脏病、心脏病患者宜更低;适量饮水,不憋尿,可以预防尿路感染及结石的发生。

2. 不要滥用药物　最常见的对肾造成损伤的药物为各类止痛药、感冒药、某些抗生素、含有关木通的中药(如龙胆泻肝丸、冠心苏和丸)及造影剂。上述药物须在医生的指导下合理应用,慢性肾脏病患者应尽可能避免使用,以免加重原有的肾脏病。

3. 积极预防和控制高血压　高血压是加重肾损伤的独立危险因素。积极预防高血压、使血压达标是避免肾损伤和延缓肾脏病进展的重要措施。普通人群,血压应控制在 140/90 毫米汞柱(18.6/12.0 千帕)以下,肾脏病、糖尿病患者血压应控制在 130/80 毫米汞柱(17.3/10.6 千帕)以下,其中蛋白尿超过

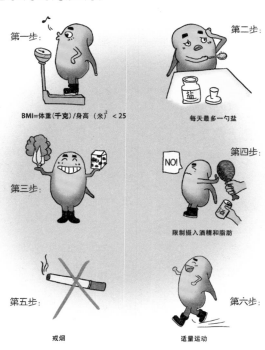

第一步:
BMI=体重(千克)/身高 (米)^2 < 25

第二步:
每天最多一勺盐

第三步:

第四步:
NO!
限制摄入酒精和脂肪

第五步:
戒烟

第六步:
适量运动

每天 1 克者,血压应控制在 125/75 毫米汞柱(16.6/10.0 千帕)以下。

4. 控制血糖、血脂及肥胖　糖脂代谢紊乱、肥胖均可导致及加重肾脏病,控制血糖、血脂可有效延缓肾脏病进展。近年发现,肥胖导致肾炎逐渐增多,因此,适当运动、减轻体重对预防肾脏病的发生有益。

5. 防止感染　细菌和其他病原微生物可以直接由尿路逆行上升进入肾,使肾感染发病。为了防止细菌逆行使尿路感染,要保持会阴部及尿道口的清洁卫生。另外,微生物通过血液循环和淋巴液循环的途径也可以感染肾,因此,当身体其他部位有感染性病灶存在时,例如扁桃体炎、龋齿、疖肿、结核等,都应及时治疗处理。

6. 防止系统性疾病损害肾　有些疾病,例如过敏性紫癜、系统性红斑狼疮、大量脱水、失血、创伤等,都可以损害肾。当发生这类疾病时,应及时治疗原发病,同时还要加强对肾的保护措施。

7. 定期健康检查　肾脏病起病隐匿,定期进行健康检查是早期发现肾脏病的重要手段。尤其是有肾脏病家族史、糖尿病、高血压、心脏疾病等的患者,更应多加小心,体检切勿忘记尿液检查。尿液检查是筛查肾脏病的一项简单而重要的项目,至少每半年进行一次。定期进行肾功能、肾 B 超等检查,可以早期发现、早期诊断、早期治疗肾脏病。

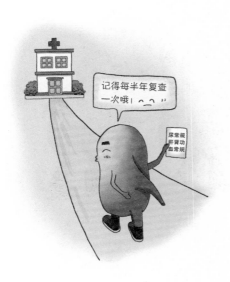

肾脏病患者,往往需要服用一些药物来预防肾脏病复发、延缓肾脏病进展,在医学界的确存在"肾保护"药物,如血管紧张素转换酶抑制剂、血管紧张素 II 受体拮抗剂等。肾脏病患者的肾本身存在病理生理异常,这些药物主要是抑制或阻断这些异常的病理生理效应,从而发挥肾保护作用。当然,这些肾保护药物是通过大量的临床试验和经验积累筛选出来的,没有凭空产生的肾保护药。即使这些被现代医学证实有肾保护作用的药物,其发挥肾保护作用也是有条件的。

比如,对老年人而言,由于肾动脉粥样硬化导致肾血流不足,血管紧张素转换酶抑制剂存在着引起急性肾功能损害的可能。

限于目前的医学水平,许多肾脏病是不能治愈的,但有些肾脏病患者往往希望有药物能药到病除,遗憾的是,至少在目前临床上使用的药物中没有这样的药物。尽管很多慢性肾脏病不能治愈,但现代医学有很多方法可控制其进展。因此,对慢性肾脏病患者而言,只要在医生指导下科学、合理地选用药物,慢性肾脏病是可控的。

特殊人群用药须知

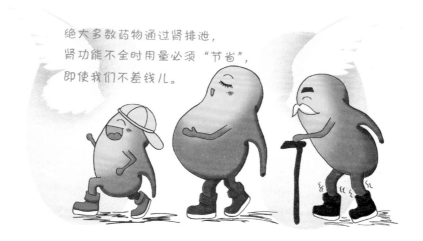

绝大多数药物通过肾排泄,
肾功能不全时用量必须"节省",
即使我们不差钱儿。

一些特殊人群,如慢性肾脏病患者、老年人、小儿和孕期女性,与普通成人相比有着不同的生理病理特点。这些人群药物使用的方法和剂量与普通成人是不同的。下面我们针对这部分特殊人群分别阐述如何用药才能保证安全有效。

1.慢性肾脏病患者药物代谢特点　根据肾功能损害的程度,慢性肾脏病可分为 5 个时期(1 期表示肾功能最好,5 期则最差)。肾功能不全患者因为下述原因易出现药物中毒。①药物清除减慢:肾单位滤过率下降,导致药物原形排泄减慢;药物在肝代谢的产物从肾排泄减少;尿毒症毒素及继发的各种内环境紊乱影响肝代谢酶功能,使主要在肝代谢分解的药物清除率也下降。②药物敏感性增高:对一些药物如麻醉药、镇静药的敏感性增高,导致中枢神经系统中毒的机会增多。③接受透析的患者,血液透析或腹膜透析增加了部分药物的清除。

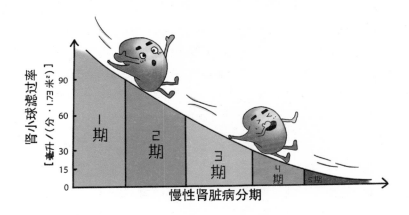

基于以上原因,慢性肾脏病患者用药时应注意以下几个方面。

（1）要有明确的用药指征。

（2）依肾功能减退程度调整药物剂量和给药方案,个体化用药。可以根据肾功能损害程度估算给药剂量(表 11)。这种估算方法简单、易行,但是准确性较差,必要时可通过血浆药物浓度监测来评估。

表 11　按照肾功能损害程度估计给药剂量

肾功能损害程度	肌酐清除率 /（毫升/分）	血肌酐 /（微摩/升）	药物剂量 （占正常量的比例）
轻度损害	40 ~ 60	133 ~ 177	75% ~ 100%
中度损害	10 ~ 40	177 ~ 884	50% ~ 75%
重度损害	<10	>884	25% ~ 50%

（3）熟悉药物在体内代谢的特点，密切观察药物的临床不良反应和毒性作用，如青霉素及头孢类药物中毒易诱发神经精神症状，抗结核药物异烟肼及胃肠动力药物胃复安、吗丁啉中毒易发生锥体外系症状。如有条件可以测定药物的血浆浓度，如地高辛、氨茶碱、氨基糖苷类抗生素等。出现不良反应时，要及时调整剂量和给药方式。如确需应用某些有肾毒性的药物，则应减少药物剂量或延长用药间隔。对血液透析或腹膜透析时清除较多的药物，需在透析后补充剂量。

（4）如确定药物蓄积中毒，应立即停药，并采取加速药物排出或拮抗药物毒性的治疗措施，以利于患者恢复。

简单来讲，慢性肾脏病患者在使用药物时必须遵循两个原则：①尽量选用对肾无毒性或低毒性的药物；②根据肾功能好坏调整药物使用的剂量。在临床工作中，有些药物对肾脏病患者是禁止使用的（如庆大霉素等），有些药物则须谨慎使用，使用这些药物时往往需要密切观察。

2. 慢性肾衰竭时常用药物的剂量调整

（1）抗感染药　氨基糖苷类、头孢菌素类、多黏菌素类、林可霉素、两性霉素 B、乙胺丁醇、氧氟沙星、万古霉素、甲硝唑等，需要调整剂量或延长给药间隔。磺胺类、呋喃类、头孢噻啶，应尽量避免使用。

（2）抗高血压药　钙通道拮抗剂（如硝苯地平）一般不必调整剂量，血管紧张素转换酶抑制剂（如卡托普利）应注意高钾血症的发生。

（3）镇静药　肾衰竭时人体对镇静药的敏感性增强，如安定的作用延长，应避免长期应用。

（4）内分泌和代谢疾病用药　胰岛素用量应减少，根据血糖水平进行调整。二甲双胍，肾衰竭时应慎用。

（5）胃肠道用药　一些含镁缓泻剂和含磷催吐剂可引起镁和磷蓄

积,应注意适量、短期应用。

随着年龄的增长,步入老龄阶段后,全身各器官功能细胞趋于减少和萎缩,主要器官功能慢慢减弱,生理功能比年轻人下降50%,肌肉组织相对减少,脂肪占体重的比例增加,机体的总水分特别是细胞内液减少。肾功能减退是衰老的一部分,是符合自然规律的。此时肾的应激、储备功能下降,应激时即可能表现出来,如血肌酐升高、尿量减少等。

1. 老年人体内药物代谢特点

(1)吸收减慢　胃肠功能减弱,药物的离解速度减慢,口服药物在体内的停留时间延长。胃酸分泌减少,pH 值升高,酸性药物吸收也减少。注射类药物也由于种种原因而使吸收减慢。

(2)分布　老年人体内总水分与肌肉组织减少,在按体重或体表面积给药时,会出现较高的血药浓度。体内脂肪的增加,使得脂溶性药物易在体内蓄积,如巴比妥类药物等。

(3)代谢　老年人肝血流成比例地减少,肝变小,肝微粒体酶活性降低,微粒体酶系统又是绝大多数药物的主要生物转化酶,从而降低了药物代谢的能力。

(4)排泄　40 岁以后肾血流量明显降低,90 岁老人约为 20 岁年轻人的 1/2。老年人肾血流量、肾小球滤过率减少,肾小管重吸收与分泌功能降低,使经肾排出的药物半衰期显著延长,如氨基糖苷类抗生素等。

(5)药物敏感性增加　如利尿剂、非甾体消炎药、造影剂等。

2. 老年患者用药应遵循的原则

(1)把握好用药指征,勿盲目用药。以高血压为例,老年人血管弹性差,常伴有肾血管管腔的轻度狭窄,某些在青年患者应用时对肾有保护作用的药物(如血管紧张素转换酶抑制剂、血管紧张素 Ⅱ 受体拮抗剂),用于老年人则有可能诱发肾功能损伤。老年人容易摔倒,因此可引起体位性低血压的药物应当尽量避免。

(2)老年人多合并多种慢性病,常需同时服用多种药物,应避免"眉毛胡子一把抓",各种药都用,希望样样病都治,却导致产生的不良反应一大堆。此外,还应考虑到药物的相互作用,尽量把药物数量和种类控制在一定的限度内。

（3）首次用药的老年人,应该酌情减量。如果没有不良反应,可以逐渐增加到药物正常剂量。许多药物,如抗生素、低分子肝素等,在老年人使用时均要考虑减少剂量。

（4）一般先服用治疗急重病症的药物,待病情稳定后再适当兼顾其他方面。

总之,老年人用药必须掌握用药指征,全面考虑,权衡利弊,减少合并用药,品种尽可能简单。合并用药时尽可能避免产生严重不良反应。老年人个体差异大,用药要做到老年化、个体化,对毒性较大而又非用不可的药物应做血药浓度监测。

小儿用药须知

小儿用药更易发生不良反应。小儿的肾尚未成熟,刚出生的新生儿肾小球滤过率仅为成人的1/4,到1岁时也只有3/4,肾小管重吸收、浓缩和分泌功能也不完善,对水分和药物的排泄能力远不及成人。如果用药剂量或用法不当,则比成人更易发生不良反应。

小儿怎样用药才安全呢?

1. 用法、用量要精确　无论是使用时间、使用频率、使用次数还是使用剂量,都要严格掌控,一旦超出剂量,就容易引发中毒,剂量过小则不易达到疗效。用量一定要精准,不能简单地认为小儿用药剂量比成人的减少一些就行。

2. 使用方法经医生确认安全　首选儿童剂型,最好选用糖浆剂。儿童剂型小儿更易接受,家长更易控制剂量。能口服就不要用静脉滴注,因小儿发生输液反应的可能性较大。

3. 尽量不要混合用药　应遵循"可用一种药物治疗时就不用两种药物"的原则。说明书中成分复杂的药物尽量少用。避免与食物或饮料混合使用。某些药物与乳制品相结合后会导致药效降低，因此不建议把药物加入牛奶中服用。服药前后应避免喝茶、牛奶、咖啡、可乐等饮品，更不能用它们送服药物。

4. 切勿自行服用药物　尤其忌讳单凭类似症状就对号入座，自行服药。比如最常见的发热，一些儿童体温稍有升高，家长就给服用退热药，图一时之快，结果导致严重不良反应。

孕期女性用药须知 ◄◄◄

妊娠期肾血流量较非妊娠期增加 35%，肾小球滤过率增加 50% 以上，药物从肾排出加速；但是，如果妊娠女性存在肾功能不全，药物排泄时间则会明显延长。孕期应尽量避免不必要的用药，包括保健品。一些补药（如人参的主要活性成分人参皂甙）对大鼠胚胎有致畸作用，甘草能使孕妇早产。

孕期女性怎样用药才安全呢？

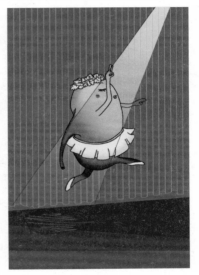

1. 女性妊娠期使用药物需要从母婴两方面考虑，合理选择药物，以保证孕妇及胎儿双方的健康与安全。尽量选用对孕妇和胎儿均比较安全的药物，并且注意用药时间、疗程和剂量的个体化。必要时可测定孕妇的血药浓度，及时调整用药剂量。

2. 单药有效的前提下，应避免联合用药。

3. 疗效相似的前提下，优选传统药物，以减少对胎儿的不利影响。小剂量有效的，应避免用大剂量。

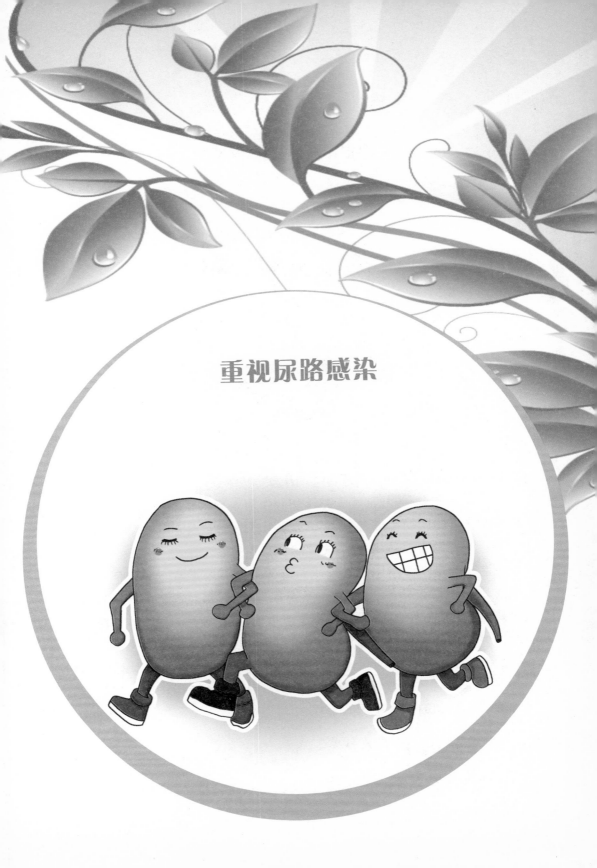

重视尿路感染

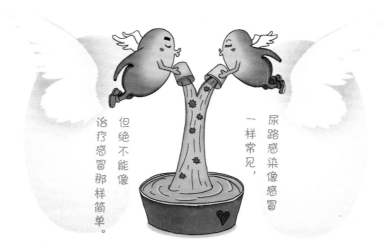

尿路感染并不少见

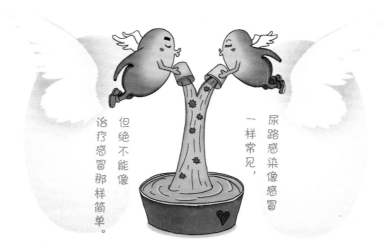

尿路感染像感冒一样常见，但绝不能像治疗感冒那样简单。

对"尿路感染"大家并不陌生，因为多数人在一生中会一次或多次遭遇这个疾病。据报道，美国每年有数百万人被诊断为尿路感染，由此造成的医疗费用每年超过 10 亿美元。我国没有具体的年患病率调查，但据估计患者数更多。因此，尿路感染并不是一个少见的疾病，它和普通感冒一样是一种常见病。大家对普通感冒的表现都十分熟悉，如打喷嚏、咽痛、流涕等，许多人通过多喝水，自己买点感冒药服用，就能很快恢复。我们对待尿路感染是不是能够和对待感冒一样呢？答案是：肯定不行！尿路感染如果不及时治疗，会发展成急性肾盂肾炎，严重者甚至导致尿脓毒血症，部分患者可以演变为慢性膀胱炎或慢性肾盂肾炎，甚至造成慢性肾功能不全、尿毒症。所以，必须充分重视尿路感染对人体可能造成的危害，及早就医。

尿路感染的概念 ◀◀◀

人体的泌尿系统由肾、输尿管、膀胱、尿道等组成，它的任何一个部位发生感染性炎症，均可称为尿路感染。据发病部位的不同，可分为下尿路感染（包括尿道炎和膀胱炎）和上尿路感染（包括输尿管炎和肾盂肾炎）。

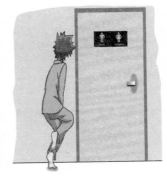

发生尿路感染时，典型病例会出现尿频、尿急、尿痛。尿频是指排尿频繁，次数增多，严重时如厕频度达数分钟一次，患者常有排尿不尽的感觉。尿急是指尿意强烈，刻不容缓，而实际排尿量往往不多，有时不过数滴而已，部分患者甚至可能出现尿失禁的现象。尿痛则是指排尿时下腹、会阴部或尿道口疼痛、烧灼感。严重时可能排肉眼血尿，尿色呈洗肉水样或浓茶样。上尿路感染往往同时伴发下尿路炎症，除上述症状外，还可能出现发热、寒战、腰痛、食欲缺乏，甚至恶心、呕吐。

容易发生尿路感染的人群 ◄◄◄

女性、老年人是最容易发生尿路感染的两个群体。久坐、饮水少、憋尿等不良的卫生习惯都会明显增加尿路感染的机会。在一些特殊人群中更容易出现急性肾盂肾炎或尿脓毒血症，例如尿路梗阻性疾病（输尿管结石、输尿管狭窄、神经源性膀胱等）患者、糖尿病患者、免疫抑制患者（如器官移植受体）、接受尿路手术的患者、接受化疗的肿瘤患者和接受糖皮质激素治疗的患者、艾滋病患者等。

女性更容易发生尿路感染的原因 ◄◄◄

女性的尿路感染发生率远远高于男性，其中婚育期女性和老年女性更多见。因为女性的解剖结构及生理特点都存在一些特殊之处：尿道口与阴道口、肛门距离近，尿道短，加上外阴在性活跃期有较多分泌物和白带，月经期还有经血，这些都是细菌的良好培养基，十分适宜细菌的生长繁殖。如果存在妇科炎症，而未及时治疗，则更容易引起尿路感染。性生活活跃是婚育期女性容易发生尿路感染的另一个重要原因。另外，饮水少和憋尿是女性常见的不良习惯，使尿液冲刷尿道减少,明显增加尿路感染的机会。女性怀孕时增大的子宫会压迫膀胱和输尿管,也容易患尿路感染。内分泌的变化使输尿管舒张和蠕动减慢,导致尿流缓慢或者形成轻度的积液,此种情况也利于细菌侵入和繁殖而致病。

老年人易患尿路感染的原因 ◄◄◄

无论是女性还是男性,进入老年期后,患尿路感染的机会均会增加。对于老年人来说,尿路的防御机制发生了变化,多种因素会增加其发生尿路感染的机会。

(1)随着年龄增大,膀胱收缩无力,排尿反射逐渐减弱,排尿后膀胱内仍有较多尿液,甚至出现尿潴留。

(2)60岁以上的男性常伴有前列腺增生或肥大,老年女性易患膀胱颈梗阻,加之老年人尿路结石等病的患病率增高,这些均可导致排尿不畅,严重者还需要导尿,由此增加尿路感染的机会。

(3)老年人泌尿道器官发生退行性病变,局部黏膜抵抗力下降。

(4)老年人免疫功能下降,对各种细菌的抵抗力也随之下降。

(5)老年人活动量减少或长期卧床,以及患有其他一些疾病(如糖尿病、肿瘤等),都会增加尿路感染的风险。

由于上述原因,老年人不但更容易发生尿路感染,也容易出现严重的急性肾盂肾炎甚至尿脓毒血症,而且不易治愈或反复发作。

婴幼儿和成年男性尿路感染的原因 ◄◄◄

婴幼儿的尿路感染也不能不重视。女婴发生尿路感染的风险大,但是男婴也不少见。造成男婴尿路感染的主要原因是尿路畸形、膀胱尿液反流以及包皮藏污纳垢等。尿路内尿流不通畅,加上压力增高,削弱了尿道黏膜的抵抗力,有利于细菌入侵及繁殖。如果发病后能够及时被发现,早期合理治疗是会彻底治好的。有时小儿尿路感染不典型,加上婴幼儿表述不清,所以当察觉小儿有排尿不适和有不明原因的食欲缺乏、呕吐、腹泻时,要及时去医院检查一下尿液,以免忽视尿路感染。

那么成年男性呢？男性患有尿路感染的人数也在急剧增多，尤其是中老年男性。成年男性中，除尿路梗阻或畸形等诱因外，前列腺肥大或神经源性膀胱收缩无力、异物、肿瘤、狭窄，以及创伤、手术或辐射引起的改变等后天因素，都有可能引起尿路感染。以往，多数医生提醒男性在 50 岁以后重点关注尿路感染；但现在，对男性工作压力和生活习惯的调查发现，许多男士 30 岁左右就开始受到尿路感染的困扰。

可以引起尿路感染的病原体 <<<

引起尿路感染的病原微生物有多种，包括细菌、真菌、病毒、支原体、寄生虫、阿米巴等。

细菌感染，最常见的是大肠埃希菌，其次是变形杆菌、铜绿假单胞菌、粪肠球菌和克雷白杆菌。特殊细菌如结核杆菌也可以引起尿路感染。

真菌感染，最常见的病原体是白色念珠菌。可无症状，仅表现有脓尿，亦可呈典型尿路感染表现。真菌感染往往见于应用抗生素、应用糖皮质激素、保留导尿、尿路畸形、糖尿病及肿瘤患者。

病毒感染，常见于免疫功能低下的患者，主要的致病微生物为 BK 病毒、腺病毒和巨细胞病毒。最常见的表现为出血性膀胱炎，少数患者可出现急性肾盂肾炎，部分患者可出现肾功能不全。

支原体感染，指的是人型支原体导致的尿路感染，主要见于有性生活的患者。以急性肾盂肾炎多见，而膀胱炎少见。

尿路寄生虫感染的主要病原体是阴道滴虫，可引起阴道炎、尿道炎、前列腺炎、膀胱炎等。肾包虫病，又称棘球蚴病，罕见，多数患者合并肝或肺包虫病，常见表现为血尿和腰痛。

溶组织阿米巴、棘阿米巴和微小内蜓阿米巴可引起泌尿系阿米巴病，表现类似普通尿路感染。

性病与尿路感染的关系 <<<

性病是性传播疾病的简称，它包括多种疾病，其中一部分也是尿路感染，例如淋球菌性尿道炎和衣原体尿路感染。

淋病是淋球菌性尿道炎的简称,是由淋球菌感染引起的泌尿系统化脓性疾病,主要通过性交传播。男性最常见的症状是尿道口出现脓性分泌物和(或)尿道口疼痛,可见尿道口红肿充血,有时有小溃疡、糜烂。女性约50%为淋病性子宫炎,无症状,有症状者表现为阴道瘙痒和白带增多。

由沙眼衣原体所致的尿路感染是非淋病性尿道炎的最常见病因,主要通过性交传播,女性多于男性,常见于不洁性交后。尿道口分泌物稀薄、量少,为浆液性或黏液脓性。

尿路感染的途径

一般认为,尿路感染的途径有上行感染、血行感染、淋巴道感染和直接感染4种。

1. 上行感染　绝大多数尿路感染是由上行感染引起的。尿道口及其周围正常寄生的细菌(在机体抵抗力下降或尿道黏膜有轻微损伤时)或致病性微生物,向上侵入泌尿道引起感染。

2. 血行感染　细菌从身体其他部位的感染灶(如扁桃体炎、鼻窦炎、龋齿或皮肤感染等)经血流到达肾,引起感染。血行感染较少见,比较多见于新生儿。

3. 淋巴道感染　下腹部和盆腔器官的淋巴管与肾周围的淋巴管相通,当有盆腔器官炎症、阑尾炎和结肠炎时,细菌也可从淋巴道感染肾。这种感染途径更少见。

4. 直接感染　外伤或邻近肾的脏器有感染时,细菌可直接侵入肾引起感染。这种情况在临床上十分罕见。

尿路感染的诊断

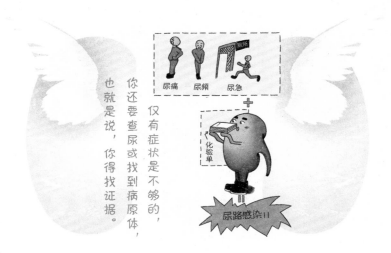

你还要查尿或找到病原体，也就是说，你得找证据。

仅有症状是不够的，

出现了尿路刺激症状（如尿频、尿急和尿痛），并不能立即做出尿路感染的诊断，还需要实验室检查的证据。在诊断尿路感染时，不论是医生还是患者，都需要考虑这几个问题：是否存在尿路感染、感染的部位、感染的病原体、引起感染的诱因。

尿路感染的诊断依据

一名年轻女性急急忙忙跑进诊室："医生，我排尿次数多，排尿时有尿道刺痛，尿色鲜红。我是不是得了尿路感染？"我们经常遇到这种情况。这是不是尿路感染呢？让我们先来看看临床医生是如何诊断尿路感染的。

尿路感染的诊断依据是：具有尿路感染的临床症状，同时有明确的实验室证据（包括尿中白细胞、尿中检测出病原微生物等），需要将二者结合起来才能进行判断。只依靠症状就做出诊断是不够的，因为有的人可以只有单纯的尿路刺激症状而无感染的实验室证据,而有的人有明确的尿路感染的实验室证据而无任何临床症状。

1. 症状　简单来讲,尿路感染常见的症状可分为局部症状和全身性症状,因感染部位而异。常见的局部症状包括尿频、尿急、尿痛、小腹痛、腰痛和尿不尽,可有脓尿和肉眼血尿。急性或慢性膀胱炎多表现为局部症状。全身性症状包括寒战、发热、头痛、恶心、呕吐等,多见于急性肾盂肾炎和尿脓毒血症。慢性肾盂肾炎患者可出现水肿、尿量减少或夜尿增加等症状。除此以外,尿路感染还可以出现会阴部坠胀、肾区叩痛、输尿管径路压痛等。

症状对尿路感染的诊断有重要价值,但是相当一部分患者的症状不典型,例如:急性肾盂肾炎患者可以仅有全身性表现而无明显尿路刺激症状;约1/3仅有膀胱炎症状的患者,经进一步检查发现同时存在上尿路病变;部分患者以血尿和发热为主要表现,或者仅表现为腰背痛;少数患者甚至完全无症状,仅尿细菌定量培养明显增高。所以,我们不能仅仅依靠症状做出临床诊断。

2. 实验室检查

（1）尿常规检查　尿常规检查中一些重要指标对尿路感染的诊断非常有参考价值,这些指标包括尿亚硝酸盐阳性、白细胞酯酶阳性、尿蛋白、血尿、白细胞尿（即脓尿）。临床医生初步诊断尿路感染的依据通常就是症状和白细胞尿。

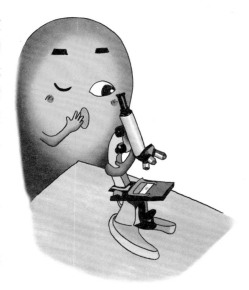

（2）尿细菌学检查　尿细菌学检查是诊断尿路感染的关键手段,包括尿细菌培养和尿涂片镜检细菌。只要条件许可,应尽可能进行尿细菌培养。临床上需根据培养的细菌量和种类判断是否存在尿路感染,但该检查需要一定的时间,因此,在临床上往往不能等到其结果就要开始进行治疗。

呵护您的肾健康

有时尽管尿液含菌量高,但并无临床症状,称之为无症状细菌尿。这时可再次进行尿细菌培养,如果两次结果均大于 10^5 菌落形成单位/毫升(cfu/mL),且细菌种类一样,就可以确立尿路感染的诊断。在妊娠前或泌尿系手术前进行无症状细菌尿筛查有重要的意义。

尿涂片镜检细菌是一种简单易行的方法,需要采取洁净的中段尿或膀胱穿刺留取的尿标本,尿液离心后可以提高检出率。但是,该方法无法鉴别细菌的种类。

(3)尿液检查的注意事项　不论是尿常规检查还是细菌学检查,取得合格的新鲜尿标本是关键。检查时需要采取洁净的中段尿及时送检,采取方法为:温开水清洁外阴,用专门的容器(如尿检杯或培养杯)取连续排尿过程中的中段尿,盖好后立即送检。对于尿培养,最需要注意的问题是防止标本污染,必要的时候也可以通过直接膀胱穿刺取尿液进行培养。

(4)其他感染性指标　其他感染性指标检查对于尿路感染诊断也有重要意义,例如血中白细胞计数和分类、红细胞沉降率、C 反应蛋白、内毒素、降钙素原等。

3. 影像学检查　泌尿系统超声检查是最常用的检查手段,可以发现合并的尿路梗阻、积脓、结石等病变。在超声检查有阳性发现时,静脉尿路造影和螺旋 CT 可进一步确定是否有病变,必要时可以进行泌尿系统核磁共振检查。尿路平片和静脉尿路造影可以发现上尿路结石和泌尿系统畸形。

反复发作的尿路感染、复发性肾盂肾炎、合并无痛血尿或怀疑合并有泌尿系结石或梗阻时,尤其要重视影像学检查。

◄ 尿路感染的分类 ◄◄◄

通常根据不同标准对尿路感染进行分类,这种分类对于制订治疗方案有重要的意义。

根据感染的部位可以把尿路感染分为尿道炎、膀胱炎、肾盂肾炎和尿脓毒血症,根据感染的严重程度可以分为轻度(如急性膀胱炎)、中度(如急性肾盂肾炎)、重度(如急性肾盂肾炎伴全身炎症反应综合征、尿脓毒血症),还可以根据危险因素不同进行分类,或根据感染的病原微生物种类不同以及对药物的敏感程度不同进行分类。临床上也常把尿路感染分为单纯性尿路感染（单纯下尿路感染和单纯上尿路感染）和复杂性尿路感染（包括与导管相关的感染等）。

目前应用最多的是根据感染部位进行分类。判断感染部位主要是依据临床症状、实验室检查以及必要的影像学检查结果。例如，急性肾盂肾炎通常有明显的畏寒、发热、腰痛、肾区叩痛等症状和体征，尿中发现白细胞管型也支持肾盂肾炎的诊断。

尿路感染的病原诊断 ＜＜＜

明确尿路感染的病原体，在尿路感染的诊断中非常重要。尤其是对于复杂性尿路感染和尿脓毒血症患者，同时对这些细菌进行药物敏感试验有助于制订最佳治疗方案。

理论上，各种病原微生物（病毒、细菌、真菌、支原体、寄生虫等）都可以引起尿路感染，但尿路感染最常见的仍然是细菌感染，其中大肠埃希菌是最主要的病原菌。这种细菌引起膀胱炎后，可影响膀胱输尿管连接处的功能，导致感染尿液向输尿管反流，引起更广泛、更严重的感染。

一般来说，不同感染类型的常见病原菌种类有一些差别，这也是临床上选择抗生素的重要依据。

1. 单纯性尿路感染　病原菌主要为大肠埃希菌，约占 3/4；其次为腐生葡萄球菌、奇异变形杆菌、肺炎克雷白菌属等。

2. 复杂性尿路感染　导致感染的细菌谱更广泛、更复杂，而且细菌更可能耐药。常见大肠埃希菌、变形杆菌、克雷白菌、假单胞菌、沙雷菌和肠球菌，最常见的仍然是大肠埃希菌。但在不同时间、不同医院，细菌谱有可能发生改变。

3. 尿脓毒血症　急性肾盂肾炎和急性细菌性前列腺炎，易引起菌血症，严重者可发展成尿脓毒血症。尿脓毒血症中大肠埃希菌的比例仍然最高，也可见变形杆菌、克雷白菌、铜绿假单胞菌，真菌感染的比例也逐渐上升。

尿路感染的诱因

在年轻女性，单纯性尿路感染中最主要的危险因素是性生活活跃或近期有性生活。其他危险因素包括个人不良卫生习惯、不洁性生活史、性生活后未及时排尿、憋尿、穿紧身内裤、排便后的不良卫生习惯、使用盆浴等。

其他引起复杂性尿路感染或尿脓毒血症的易感因素包括：抵抗力低下或者免疫缺陷，糖尿病，使用激素治疗或者化疗，女用避孕套或药物避孕，尿失禁，排尿困难或尿路梗阻性疾病（如输尿管结石、尿路解剖异常、狭窄、肿瘤或神经源性膀胱功能障碍），留置导尿管或尿路侵入性检查，尿路手术等。

尿路感染的鉴别诊断

女性出现尿路感染症状时要与阴道炎、生殖器溃疡、淋病、盆腔肿块和盆腔炎等进行鉴别。有下尿路症状但没有感染证据的女性患者，应与引起下尿路症状的其他疾病如尿道综合征、膀胱过度活动等相鉴别。尿道综合征主要表现为下尿路的刺激症状，如尿频、尿急、尿痛、排尿不适和膀胱区疼痛等。尿道综合征患者，如果有脓尿或细菌尿，则是尿路感染；如果没有明显的尿检异常，则不能诊断为尿路感染。后者发生的原因还不十分清楚。

青年男性的下尿路感染需与前列腺炎相鉴别，中老年男性需与前列腺增生等疾病相鉴别，同时要始终注意与膀胱肿瘤（如原位癌）及泌尿系统结核相鉴别。

在进行鉴别诊断时，我们始终要注意，在中段尿细菌培养结果阴性时，要考虑到两种可能性：一是其他病原微生物感染的可能性，二是细菌培养假阴性的可能性。

尿路感染过度治疗与抗菌药物滥用

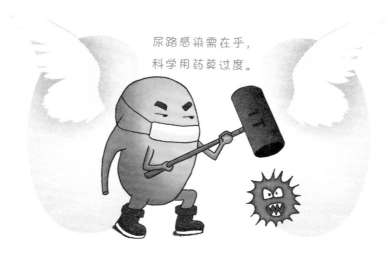

尿路感染需在乎，
科学用药莫过度。

　　临床上对尿路感染进行治疗的主要药物为抗菌药物。针对患者的性别不同、尿路感染的轻重程度不同及有无并发症，应选择不同级别的抗菌药物、不同的使用途径以及不同的疗程。目前过度使用抗菌药物是我们面临的一个重要问题。

尿路感染的过度治疗 <<<

　　近年的几项研究都发现，一部分尿路感染的患者接受了不合理的抗菌药物治疗，主要表现在对不必要治疗的患者使用抗菌药物、选用"高级"抗菌药物、选用几种抗菌药物组合、抗菌药物治疗剂量过大、治疗时间过长等。一般认为，对于男性或非妊娠女性的无症状性细菌尿患者，是否治疗需要根据临床症状进行综合判断。抗菌药物显著的疗效使得人们过于依赖抗菌药物，甚至无论是否为真性尿路感染、无论病情的轻重均使用，或超级别、超疗程地使用，从而导致抗菌药物的滥用。

1. 医生的原因　每个医生对抗菌药物的使用都有处方权,但不是每个医生都懂得合理使用抗菌药物。有些医生对于尿路感染的诊断标准不明确,对抗菌药物使用的指征不清楚。有些医生对各类抗菌药物的抗菌谱、适应证及尿路感染细菌谱不太了解,一种抗菌药物不起作用立刻换另一种抗菌药物。有的在选择抗菌药物时不重视病原学检查,不顾患者的具体病情,迷恋于"洋、新、贵",盲目大剂量使用广谱抗菌药物,联合使用抗菌药物,缺少理由和针对性。有的不了解各类抗菌药物的药代动力学特点,在给药剂量、给药途径及间隔时间等方面不规范。医生无原则迁就患者或患者家属用好药、多用药的要求,不恪守用药原则。

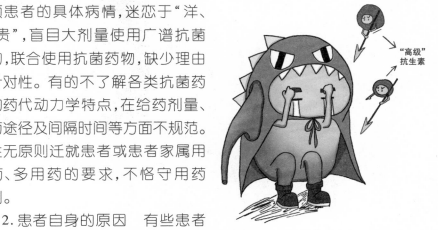

2. 患者自身的原因　有些患者缺乏医学知识,对所谓的"尿频、尿急、尿痛、腰痛"等症状,以一些网络资料为依据,自行诊断为尿路感染,自行购买抗菌药物治疗。例如,有一位王姓老年患者觉得腰痛不适,解小便有点不舒服,听别人讲可能是炎症,就自认为得了尿路感染,到药店买了抗生素,服用后症状有所减轻,但停药后上述症状又出现。到医院检查尿常规正常,后来发现腰痛是由腰椎间盘突出引起的,经过相应治疗后好转。

有的患者认为,只有使用抗菌药物才算真正的治疗,主动要求医生开抗菌药物。有的患者不遵医嘱服用抗菌药物,为了尽快恢复,随意地加量。

在我国,抗菌药物是处方药,但是目前患者仍然能在药店随便买到。药店中许多没有药师资质的售货员为患者提供非专业的用药指导,误导患者不合理地使用抗菌药物。这些因素为患者自己滥用抗菌药物创造了条件。

抗菌药物滥用的危害 ‹‹‹

1. 药物本身的不良反应　据统计,目前在我国,抗菌药物引起的不良反应在所有药物不良反应中占一半以上。抗菌药物引起的不良反应包括肾损伤、肝损伤、血液系统损伤、造血能力下降、肌肉和神经系统损伤、听力或前庭功能损伤、过敏反应甚至过敏性休克、药疹和药物热等。

2. 耐药菌、超级细菌　耐药是微生物对抗抗菌药物治疗最重要的手段。药物作用于细菌时,细菌会自卫、防御、反击,最后的结果就是对抗菌药物产生抵抗力,也就产生了耐药性。抗菌药物滥用,使细菌产生耐药性的速度远远快于新药开发的速度,从而使人类将面临极大的威胁。

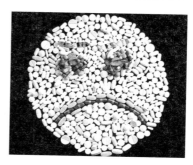

尿路感染常见的细菌为大肠埃希菌,抗菌药物滥用会导致出现产超广谱 β 内酰胺酶的大肠埃希菌,后者能抵抗多种抗生素,造成治疗困难,使治疗成本增加;还可使尿路感染迁延不愈,发展为慢性感染,最终影响肾功能。

3. 引起菌群失调、二重感染　在人体开放的部位,比如皮肤上、肠道中、鼻咽部等,存在着不同种类的细菌。在正常情况下,这些细菌相互制约,处于一个平衡状态,不会致病。长期使用广谱抗菌药物会抑制人体内敏感菌的生长,导致耐药菌大量繁殖,成为优势菌,引起人体感染。这类感染常常治疗困难,病死率较高。

4. 导致其他疾病的风险增加　美国研究人员进行了一项长达17年的跟踪研究。该研究比较了乳腺癌患者和对照人群使用抗菌药物的情况,结果发现,长期大量使用抗菌药物者患乳腺癌的风险增加两倍。芬兰的一项跟踪研究也得到过相似的结果。

避免抗菌药物滥用的方法 ‹‹‹

抗菌药物滥用的危害主要是促进细菌耐药性的增强。耐药菌可以在不同地区、不同国家的人群间传播。随着医疗条件的不断改善,新的抗菌药物不断涌现,抗菌药物大剂量广泛使用,形成一个越来越大的对抗菌药物耐药的微生物群体,导致临床上可能出现应用高级抗菌药物→耐药性更强→再用更高级抗菌药物的恶性循环。一个普通的尿路感染也会因为细菌的耐药性而让我们束手无策。因此,我们应该尽最大的努力防止抗菌药物滥用,以维持抗菌药物的有效性。

1. 进行合理的诊断和治疗　医生对患者是否患有真性尿路感染应该做出正确诊断,并非任何"尿频、腰痛、白细胞尿"都是尿路感染,应充分考虑患者的临床表现和实验室检查结果,进行综合判断,同时应区分是上尿路还是下尿路感染,是单纯性还是复杂性尿路感染。

对明确诊断为尿路感染的患者,应该按照病情轻重、并发症情况、药敏试验结果选择使用抗菌药物。要合理使用抗菌药物,如老药、便宜的药,只要对所感染细菌有效,就应优先选择,而新药、抗菌力更强的药仅在必要时选择。对轻症患者应以口服药物治疗,重症或不能进食的患者予以静脉药物治疗。注意抗菌药物治疗的合适疗程,过长和

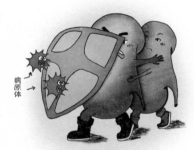

过短均容易引起耐药性。根据具体情况确定无症状性细菌尿的患者是否需要使用抗菌药物治疗。治疗时除应遵循药物应用指南外,还应严格执行抗菌药物分级管理制度。

2. 加强健康知识的宣传　通过宣传,提高人们对抗菌药物的正确认识。患者需要明白,不是所有的尿培养阳性都是感染,有时仅仅提示有细菌定植。患者需要在有症状时看医生,接受检查,遵从医嘱,在医生的指导下使用抗菌药物。抗菌药物不要随意用于预防感染,也不要随便作为外用药物。并不是越广谱的抗菌药物就越好,抗菌药物使用的原则是:能用窄谱的不用广谱的,能用低级的不用高级的,用一种能解决问题的就不用两种,轻度或中度感染一般不联合使用抗菌药物。抗菌药物不是越高级越好、越贵越好,每种抗菌药物都有自身的特性,要因病、因人、因菌选择,坚持个体化治疗。

3. 规范药品行业　在国外,抗菌药物不允许做广告。我国国家药

品食品监督管理局和国家工商总局联合发出关于加强处方药广告审查管理工作的通知后，一度铺天盖地的抗菌药物广告被取消，大大减少了对消费者的误导。应加强对处方药的管理，严格执行凭医生处方购买抗菌药物的规定，药店不能随便出售抗菌药物。

尿路感染反复发作的原因

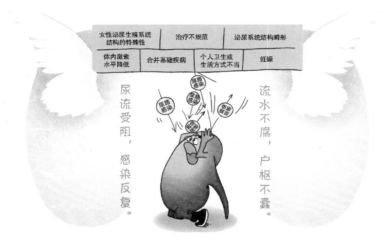

尿路感染不但常见，而且容易反复发作，严重者甚至1年发生数次，给患者带来无尽的烦恼。尿路感染反复发作分为复发和重新感染两种。复发是相同的感染菌株从隐匿病灶（如肾或前列腺）再引起感染，通常在治疗结束后1周内发生。重新感染是上次尿路感染已经得到彻底治疗，患者再出现新发的尿路感染，此种感染更多见。尿路感染反复发作多有特殊原因，仔细寻找其原因并给予相应的处理，可能会减少反复感染的机会。那么，哪些因素可能导致尿路感染反复发作呢？

女性泌尿生殖系统结构特殊

女性的尿道较男性短而宽弛。女性尿道的长度仅是男性尿道的 1/3，且外括约肌薄弱，没有生理防护屏障，致病微生物容易经尿道口侵入，发生上行感染。因此，女性容易反复发生尿路感染。而且，女性的尿道口与阴道、肛门距离很近，无论是阴道还是肛门周围，都有大量细菌，尿道位于易被感染的环境中，故容易反复发生尿路感染。

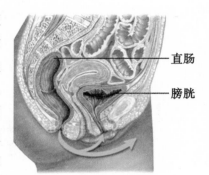

直肠

膀胱

急性尿路感染治疗不规范

急性膀胱炎须治疗 3～5 天，急性肾盂肾炎须治疗 10～14 天，且在停药 1 周及 4 周后须复查尿常规和（或）尿培养，如两次结果均呈阴性，说明此次感染已治愈。但有些患者在症状好转后即自行停药，用药疗程不够，或停药后不按医生要求及时回医院复查，导致感染复发或迁延不愈，进而转为慢性。如此反复，只会增加治疗的难度。

现在抗菌药物滥用的情况越来越引起社会重视。细菌耐药是滥用抗菌药物的不良后果之一。耐药菌感染容易导致治疗不彻底，从而出现尿路感染的反复发作。

泌尿系统的结构畸形

1. 泌尿系统发育畸形　我们治疗过一个 20 岁的年轻女性，她在半年内发生了三次急性肾盂肾炎。反复询问和多次彩超检查，均未发现其他原因，通过静脉泌尿系造影检查，发现该女性存在右肾重复肾畸形。

泌尿系统发育畸形会明显增加尿路感染的机会。小肾或肾发育不良、异位肾、马蹄肾、重复肾、重复肾盂、重复输尿管、肾盂输尿管交界处梗阻、腔静脉后输尿管、输尿管膨出、膀胱憩室、肾囊肿、肾下垂、海绵肾等泌尿道解剖结构改变,会导致肾盂等处尿液引流不畅,使尿液在泌尿系统内潴留,从而有利于细菌生长,时间长了就会反复发作尿路感染。如果反复发作尿路感染,一定要进行影像学检查。

2. 输尿管和泌尿道狭窄、梗阻　输尿管和泌尿道狭窄、膀胱挛缩或瘢痕形成等,均可导致尿液引流不畅,引起尿液在肾盂或膀胱的潴留,从而有利于细菌生长而反复发作尿路感染。结石梗阻、神经源性膀胱、泌尿系统尿液反流性疾病均会增加尿路感染反复发作的风险。

3. 女性特殊的泌尿生殖系统异常

(1)先天性尿道口处女膜伞不全梗阻　中老年女性反复发作尿路感染久治不愈的病例中,许多与尿道口处女膜伞慢性炎症增厚、粘连有关。约半数女性尿道外口残留有2~3片先天性瓣膜(即残留的处女膜伞)。婚后女性的处女膜伞逐渐发生慢性炎症改变,结缔组织增生、变厚、变硬、粘连,致使尿道和膀胱内长期残留排不尽的尿液,引起慢性尿路感染反复发作。

(2)尿道-处女膜融合症　较常见。处女膜破裂后形成的童贞膜瘢痕,与尿道口靠得较近,引起处女膜四面炎症,进而使细菌容易感染尿道,导致尿路感染反复发作。

(3)处女膜伞　有的人处女膜较肥厚,破裂后形成数个较大的片状膜向外翻出,如同小伞样的赘生物遮盖尿道外口。当排尿时,尿液形成湍流或反流,将尿道前段的细菌送进后尿道和膀胱,引起感染。

(4)小阴唇融合　因先天畸形、后天发育不良或幼儿期的外阴炎,小阴唇没有分开或粘连在一起,遮盖尿道口和部分阴道口,使阴道分泌物易进入尿道,排尿时也易形成反流,使细菌被送入后尿道和膀胱而引起感染。

女性尿路感染反复发作,应该及早检查是否存在上述情况,发现后及时治疗。

体内激素水平降低

随着年龄的增大,中老年女性卵巢分泌雌激素的功能减弱,体内雌激素水平显著下降,尿道和膀胱颈口的细胞抵御外界致病微生物侵入的能力随之减弱。因此,中老年女性既容易反复发生尿路感染,感染后又较年轻女性难治愈。另外,由于体内雌激素水平的下降,阴道黏膜上皮组织亦随之变薄,抗感染屏障很差,稍不注意个人卫生就会引起尿路感染。

◤ 合并基础疾病 ◀◀◀

1. 糖尿病或泌尿系统肿瘤　糖尿病或泌尿系统肿瘤患者,存在局部或全身性因素,容易引起尿路感染复发。一位 65 岁的老年女性,有10 余年的糖尿病史,血糖控制不佳,近期反复出现尿道刺激症状,每次查尿常规都有白细胞尿,多次尿培养显示大肠埃希菌感染,予以口服抗生素治疗有效,但不久即复发,以后此患者每次发作均自己去买抗菌药物服用。后来尿培养提示大肠埃希菌对多种抗菌药物不敏感,住院后选择强力的广谱抗生素治疗后好转,然后通过积极控制血糖、多饮水、注意个人卫生等措施,近期尿路感染未再发作。这个病例就是因为糖尿病控制不佳导致尿路感染反复发作,长期不正规使用抗生素使细菌出现了耐药性。

2. 免疫功能低下　尿路感染易反复发作的患者,应注意是否合并有导致免疫能力降低的基础疾病,如糖尿病、肿瘤及放化疗、长期使用免疫抑制剂、HIV(人类免疫缺陷病毒)感染、肾功能不全等。此类患者的抵抗力低于常人,故容易发生各种感染,包括尿路感染反复发作。

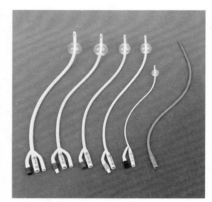

3. 泌尿系结石　当存在尿路结石时,尿路感染也容易反复发作,多次查尿常规提示白细胞尿和红细胞尿,同时也伴有腰部不适等症状。对于此类患者,应进行泌尿系统彩超或腹部平片检查,明确有无尿路结石。消除结石可减少尿路感染反复发作。

4. 导尿管或尿道异物　当患者有长期留置导尿管、输尿管支架、肾盂或膀胱造瘘等情况时,也容易反复出现尿路感染。导尿管常常是住院患者发生尿路感染的重要诱因,留置导尿管 1 周以上会大大增加尿路感染的机会。对尿路进行机械性操作,例如插导尿管,会将细菌带入尿道或者损伤尿道黏膜,从而给细菌感染提供机会。同时,许多留置导尿管的患者由于各种基础疾病,抵抗力低下,更增加了尿路感染的风险。因此,有关指南明确指出,应尽量减少尿路导管操作,只在必需的患者中使用,并且应当尽早拔除。需要长期导尿者须考虑其他技术的可能性,例如外引流管、膀胱造瘘等。同时在操作过程中,必须坚持无菌操作技术。总之,要尽可能减少与导管相关的尿路感染发生。

5. 前列腺感染　男性患者有前列腺炎症时易反复发作其他类型的尿路感染。当男性患者反复发作尿路感染时应注意检查前列腺情况。若有前列腺炎症,应及时治疗。

6. 泌尿系统功能异常　部分患者行回肠导管或其他尿流改道术后影响了正常的泌尿系统功能,尿路感染容易反复发作。另外一些患者存在神经源性膀胱,也容易反复发作尿路感染。神经源性膀胱是一类由神经系统病变导致膀胱和(或)尿道功能障碍,即储尿和(或)排尿功能障碍,进而产生一系列下尿路症状及并发症的疾病总称。

◤ 个人卫生或生活方式不恰当 ◢ ◂◂◂

1. 月经　经血是细菌最好的培养基。隐藏在阴道内的各种细菌、霉菌、原虫等致病微生物,从经血中获得丰富的营养物质后迅速生长繁殖,数量急剧增加,故稍不注意经期卫生,就可能污染尿道口,造成急性尿道炎和膀胱炎。

2. 性生活　女性尿道口位于阴道前庭的上部,与下方的阴道口相距只有 0.5 ~ 1.0 厘米,极易在性生活时被污染和损伤而引起炎症。严重者,房事刚结束就发生尿频、尿急、尿痛和排尿困难。

3. 妇科炎症　炎症引起的炎性分泌物大量增加,直接污染尿道口,可以引起上行尿路感染。如果不及时治疗妇科炎症,尿路感染则容易反复发作。

4. 憋尿和饮水少　这是女性常见的不良习惯。经常长时间憋尿就有可能导致反复尿路感染,主要原因为:①尿液在膀胱内停留时间长,少量细菌侵入后,有更多的时间繁殖,也有更多的时间侵入组织;②膀胱充盈,压力增高,尿液会逆流向上至输尿管或肾盂,若已有细菌侵入,便会导致逆行感染,引发肾盂肾炎。饮水少会使尿液减少,导致尿路冲刷机会减少,增加感染机会。

另外,许多女性在大便后,有由后向前擦拭的习惯,致使尿道口经常被致病菌污染而引起炎症。

妊娠期的特殊性 ◀◀◀

怀孕时,增大的子宫会压迫膀胱和输尿管,内分泌的变化也使输尿管舒张和蠕动减慢,导致尿流缓慢或者形成轻度的积液。此种情况有利于细菌侵入和繁殖而致病,故孕妇易发生尿路感染且容易反复发作。有人用抗菌药物进行预防,但此法不可取。因为滥用抗菌药物对母体和胎儿可能产生某些负面影响,何况漫长的十月怀胎,可谓防不胜防。安全之法还是严密观察,定期检查尿液,一旦发现感染及时治疗。

尿路感染的预防

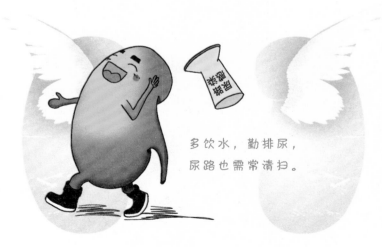

多饮水,勤排尿,
尿路也需常清扫。

预防疾病比治疗疾病更重要,尿路感染亦然。其预防要点在于养成良好的生活习惯,如多喝水、勤排尿等,通过调整生活方式,纠正可能引起尿路感染的不良因素,防患于未然。而且,根据不同的年龄、性别、合并疾病采取个体化的预防措施是非常必要的。

▶ 一般预防 ◀◀◀

1. 合理用药　得了尿路感染一定要到正规医院就诊,坚持及时、足量、足疗程的治疗原则,切不可"跟着感觉走"。不合理用药主要表现在随意吃药或者停药。治疗尿路感染一定要谨遵医嘱,坚持治疗,半途而废只会延长治疗时间,影响正常的工作和生活。

2. 良好的心态和睡眠　很多女性患者得了尿路感染后,因为担心再次发作,一有风吹草动就焦虑不安,其实大可不必如此。尿路感染是完全可以预防的,即使已患了尿路感染,只要以积极的心态配合系统的治疗,绝大多数尿路感染完全可以治愈。而焦虑与睡眠不足会导致免疫力下降,细菌更易乘虚而入。因此,要避免因心态和睡眠的异常而降低身体对疾病的抵抗能力。

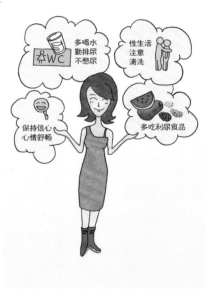

3. 多淋浴,少坐浴　平时洗澡时应淋浴,尽量不坐浴,因为坐在浴盆内洗澡,污水容易浸入尿道,引起感染。"泡泡浴"也会增加尿路感染的风险。在大澡堂泡澡更要小心,如果采用浴盆或浴缸等泡澡,一定要先充分清洁这些容器,泡澡后还要进行淋浴。

4. 避免憋尿,多饮水,防久坐　憋尿对人体有很多危害,其中的危害之一是明显增加尿路感染的风险。目前很多人由于各种原因,养成了长期憋尿的习惯,非常不利于泌尿系统健康。要养成良好的排尿习惯,勤解小便,千万不要长期憋尿,以免引起尿路感染或影响肾功能。

多饮水(保持每天尿量在 1 500～2 000 毫升)是预防尿路感染最实用、最有效的方法。无论工作多么繁忙,一定要养成多喝水的习惯,并且要以一般的饮用水为主,不要喝太多的甜饮料。大量运动出汗后更要及时补充水分,以免因饮水不足造成尿量少而浓,以致不能及时把细菌等有害物质冲洗干净而引发感染。

另外,久坐会使外阴局部长时间处于潮湿闷热状态,细菌繁殖加快,在闷热的夏天尤其明显,所以,坐办公室的人要多站起来走走。

5. 注意清洁,勤换内衣　无论男女,每天都要换内衣,性生活前后要及时清洗生殖器等敏感部位。经常注意阴部的清洁卫生,以免尿道口的细菌进入尿路,引起尿路感染。一般用干净清水或者温开水清洗即可。

6. 尽量避免尿路器械操作　尿路器械操作包括导尿、留置导尿管、膀胱镜等,这些器械和侵入性操作导致尿路感染的机会明显增加。留置导尿管时间越长,出现尿路感染的风险越大。因此,除必要的尿路器械检查和治疗外,要尽量减少导尿等侵入性操作。如果必须导尿,也要尽早拔除导尿管。

7. 增强机体的免疫力和抗病能力　生活要有规律,要起居有常,坚持适当的体育锻炼,避免过度劳累、抽烟、酗酒和不洁性生活。

女性尿路感染的预防

女性,尤其是育龄期女性及绝经后的中老年女性,更容易发生尿路感染,因此更应该做好预防。

1. 易感染时期预防

(1)月经期　女性在月经期除了上述预防措施外,还要特别注意使用干净的卫生巾、勤换卫生巾等,防止感染。

(2)妊娠期　妊娠期尿路感染高发,且危害大。许多指南均建议女性在怀孕前或怀孕初期进行尿路感染的筛查和细菌培养,以便早期发现和早期处理。同时,由于孕妇阴道分泌物增多,更要特别注意个人卫生和加强预防。

(3)更年期　要注意这个时期女性的卫生与保健,同时注意一些合并疾病的诊断和治疗,以减少致病菌的侵入机会,防止尿路感染。

2. 卫生习惯

(1)大便后卫生　女性尿道口短且宽,大便后由后向前擦拭会大幅增加尿道污染的风险。正确的方法应该是从前往后擦拭,有条件者最好用清水清洗。

（2）性生活卫生　性生活前后要注意卫生。对于因性生活导致尿路感染的女性,性生活前男女双方均应清洗外阴,尤其男方应将冠状沟中的污垢洗干净。性生活后排一次尿,利用尿液冲洗尿道,可以带走部分细菌,减少感染机会。另外需要注意,患病期间和月经期应避免性生活,以免引发尿路感染。

儿童尿路感染的预防

儿童尿路感染并不少见。儿童尿路感染症状隐匿,常无特异表现,原因常与尿路的先天畸形有关,包括输尿管、膀胱、下尿道畸形等,其中尤以原发性膀胱输尿管反流的发生率为高。

预防措施包括:①日常生活中,家长要注意尽量不让幼儿穿开裆裤,婴儿要勤换尿布,便后及时帮宝宝清洗臀部,保持清洁;②女孩清洗外阴时应从前向后擦洗;③出现腹泻、上呼吸道感染、肺炎、败血症等疾病时,一定要积极治疗,以免细菌通过血液循环侵入尿道引起感染;④反复出现尿路感染时要注意及时做专科检查,明确有无尿路畸形等其他原因;⑤包皮过长、反复感染者,建议行包皮环切术。

男性尿路感染的预防

男性由于解剖原因一般不易发生尿路感染。男性发生尿路感染的原因,除全身感染外,往往与前列腺增生、结石、不洁性行为相关。预防措施包括以下几项。

1. 保持生殖器局部卫生　注意包皮、龟头、阴茎、会阴的清洁。还要多饮水,多排尿,通过尿液不断冲洗尿道,预防尿路感染。积极治疗全身各处的感染灶。

2. 不要久坐或长时间骑车　骑自行车、摩托车或骑马,长时间久坐不动,便秘等都可以造成前列腺的直接压迫而导致前列腺充血,使前列腺液的排泄困难,诱发感染。

3. 注意心理健康　精神心理因素可以通过神经反射引起排尿功能

障碍,使尿液反流至前列腺,引起前列腺无菌性炎症。

4. **保持尿路通畅** 避免憋尿,多饮水,积极治疗前列腺增生和结石,保持尿路通畅。

5. **注意性生活卫生** 洁身自好,使用避孕套,预防性传播疾病。

▶ 治疗合并疾病 ◀◀◀

积极检查和治疗容易引起尿路感染的各种合并疾病,包括糖尿病、泌尿系统肿瘤、妇科炎症、各种导致患者免疫功能低下的疾病、泌尿道结石、导尿管或泌尿系统异物、前列腺炎症、泌尿生殖系统结构与功能异常等。对于糖尿病患者,需要严格控制血糖,多饮水,注意个人卫生等。对于泌尿生殖系统结构和功能异常的患者,需要仔细检查,早期发现并进行合理的治疗。

▶ 中医中药 ◀◀◀

千百年来,在用中医中药辅助治疗和预防尿路感染方面,积累了丰富的临床经验。中医认为,尿路感染属于"淋证"的范畴,辨证包括膀胱湿热证、肝胆郁热证等。治疗方法大致可分为祛湿除热、通淋利尿、活血化瘀三种,对不同的病证使用不同的方法。同时,中医还可以通过补虚益肾等方法,调理全身功能,提高机体免疫力,进一步防止疾病复发。

▶ 合理饮食,预防尿路感染 ◀◀◀

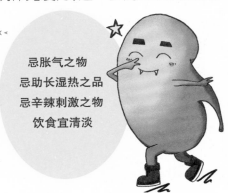

忌胀气之物
忌助长湿热之品
忌辛辣刺激之物
饮食宜清淡

食物也会影响个体尿路感染的发生和治疗。例如酒类、辣椒等辛辣食品对前列腺和尿道具有刺激作用,能够引起前列腺的血管扩张、水肿或导致前列腺的抵抗力降低,易并发感染。

感染常与氧化应激相关,粗粮、坚果、植物油、新鲜蔬菜和水果均可补充各类抗氧化剂。锌是体内多种酶类的活性成分,可调节机体的免疫功能,所以,应多食用富含锌的食物等。粗粮、蔬菜等富含纤维素的食物有助于保持大便通畅,也有助于预防尿路感染,尤其是男性前列腺炎患者。

1. 尿路感染者禁忌食用的食物

(1)忌胀气之物 包括牛奶、豆浆、蔗糖等。尿路感染常出现小腹胀痛感,而腹部胀满往往使排尿更加困难。

(2)忌助长湿热之品 包括酒类、甜品和高脂肪食物等。尤其是前列腺炎患者,饮酒会加重病情。

(3)忌辛辣刺激之物 大蒜、辣椒、花椒等辛辣调味料,可使尿路刺激症状加重,排尿困难。

2. 尿路感染者适合食用的食物 尿路感染者饮食宜清淡,建议多食富含水分的新鲜蔬菜、瓜果等,如黄瓜、生菜、鲜藕、番茄、西瓜、梨等。因其含有丰富的维生素 C 和胡萝卜素等,有利于控制炎症,帮助泌尿道上皮细胞修复。菊花、荠菜、马兰头、冬瓜、赤小豆等有清热解毒、利尿通淋的功效,可起辅助治疗的作用。

3. 有助于预防尿路感染的食品 一些食品有助于预防尿路感染,减少其复发,如玉米须、车前饮、蔓越莓等。其中蔓越莓在预防尿路感染中的作用一直受到临床医生的关注。研究发现,长期进食含蔓越莓的产品,可减少尿路感染的机会。这种保护效应在女性和儿童可能更突出。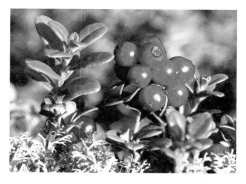

总之,尿路感染可防、可治。通过养成良好的生活习惯,就可能远离尿路感染,保持身体健康,更好地享受生活。

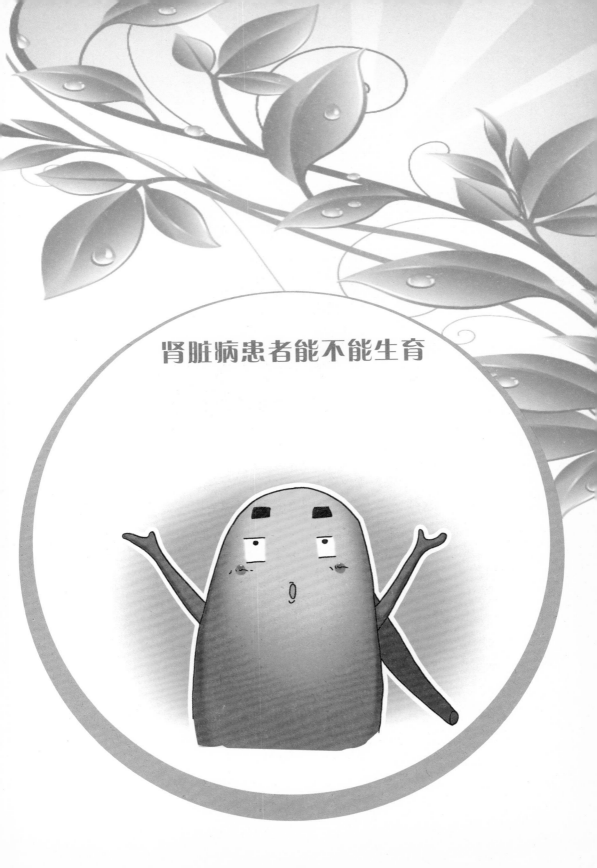

肾脏病患者能不能生育

肾脏病对性生活的影响

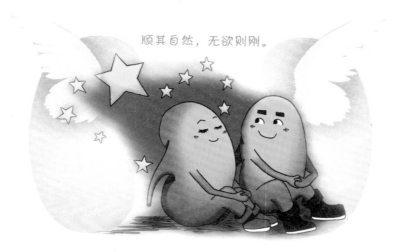

顺其自然，无欲则刚。

正常适度的性生活不仅有利于协调夫妻感情，保障婚姻幸福美满，还可增进健康，延缓衰老。肾脏病患者能否过性生活，是许多中青年患者及家属高度关注的问题。

肾脏病是常见的慢性病，它不是一种单一的疾病，而是由多种不同的病因侵犯肾引起的有多种表现的慢性疾病。临床表现多种多样，轻重不一，轻者仅表现为单纯性血尿和（或）蛋白尿，无须特殊治疗，长期肾功能正常，不影响正常的工作和生活；重者表现为血压升高，肾功能减退，更严重的肾脏病患者发现时就已达终末期肾衰竭，表现为恶心、呕吐、乏力、严重贫血、头晕等系统性临床症状。肾脏病对性生活及生育的影响与疾病的严重程度密切相关，因不同的阶段、不同的肾功能状态而异，不能简单地因得了肾脏病就高度紧张，影响正常的家庭生活。

肾脏病对性生活的影响主要包括两方面：肾脏病本身对性生活的影响以及治疗药物对性生活的影响。在肾脏病患者的性生活方面，可能令患者和家属顾虑和纠结的另一个问题是性生活会不会加快肾脏病变。

◀ 肾脏病本身对性生活的影响 ◀◀◀

慢性肾脏病以及在此基础上发生的肾功能不全,由于病情进展缓慢,病程长,有些患者数十年的人生都与之相伴,而肾脏病对性功能的影响与疾病严重程度直接相关。一般而言,表现为单纯血尿或单纯蛋白尿,身体没有特殊不适者,对性功能没有明显影响,完全可保持正常的生活状态。但随着病情的进展,或有些患者起病时就已经存在中重度肾功能减退,则可有不同程度的性功能损害,影响性生活的正常进行。未经治疗的慢性肾衰竭患者,性功能减退的表现尤为显著,多数表现为男性患者性欲减退、阳痿或阴茎不能持久勃起,女性患者阴道黏膜萎缩、对性生活缺乏兴趣等。肾衰竭进入透析期后,性功能会有一定程度的改善,肾移植后改善更为明显。

起病较急、发病较快的肾脏病,如急性肾小球肾炎、急进性肾小球肾炎、急性肾衰竭或肾病综合征,由于病情重、症状明显,从病情的角度考虑,除了接受有效的药物治疗以外,良好的休息也是重要的基础治疗措施之一。因此,在急性期不宜进行性生活。

◀ 治疗药物对性生活的影响 ◀◀◀

不同的肾脏病,治疗上会有很大的不同。表现为单纯镜下血尿或少量蛋白尿的患者,可以不用药物进行特殊治疗;而表现为大量蛋白尿或肾病综合征的患者,多数需要使用糖皮质激素(泼尼松、甲泼尼龙等),有些需要联合使用环磷酰胺、环孢素 A、骁悉、雷公藤多苷等免疫抑制剂治疗。高血压患者须使用各种降压药物将血压控制在理想水平,当肾衰竭时则需要增加多种药物替代肾功能减退后的部分功能。其中,糖皮质激素和免疫抑制剂的不良反应很多:糖皮质激素可引起血压升高、类固醇性糖尿病、肥胖等,大剂量服用时会干扰男性性生活的欲望和女性正常月经周期;免疫抑制剂,尤其是环磷酰胺和雷公藤多苷,存在明显抑制性腺的不良反应,影响性生活。此外,服用糖皮质激素和免疫抑制剂,在治疗肾脏病的同时,很大程度上降低了人体的免疫力,故在进行性生活时应注意清洁卫生,以免发生泌尿系统感染而加重病情。高血压患者长期服用降血压药物,多数可能会影响男性的正常勃起,还会出现早泄,比如使用甲基多巴、胍乙啶时可能会出现不射精或射精困难;对女性则有明显的致性欲减退和性高潮丧失等不良反应。

◀ 性生活对肾脏病进展的影响 ◀◀◀

性生活会不会加重肾脏病进展,这是许多中青年患者及家属关注的问题。有些患者仅表现为轻度的血尿和蛋白尿,但因担心夫妻生活会使肾脏病加重,长期严格禁欲而影响夫妻感情。实际上,大多数情况下,肾脏病患者能过性生活,只是不宜过于频繁。但当肾脏病严重或存在肾衰竭时,应引起注意。过度不适当的性生活有恶化疾病的可能性。性活动需消耗较多的营养物质,生成较多的代谢产物,这会加重肾的负担,致使病情迁延或加大慢性肾功能不全进展的危险。部分严重的肾脏病患者不宜进行性生活,如严重的肾病综合征,表现为大量蛋白尿、低蛋白血症和水肿,应以休息为主,不宜过度疲劳。急性肾衰竭或急性肾小球疾病患者,均应合理休息,避免劳累,这有助于肾脏病的康复。合并肾性高血压者,应积极配合医生将血压控制平稳后方可进行适度的性生活,以免血压过度升高而引起意外。

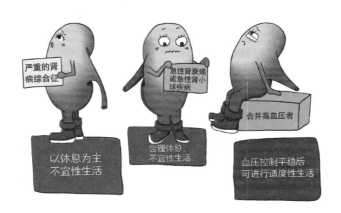

总之,肾脏病患者的性生活应注意以下几点。

1. 慢性肾小球肾炎患者,症状较轻,全身状况尚可,病情处于稳定状态时,可以适度地进行性生活,但次数不宜太多,时间不宜过长,以不感到疲劳为度。

2. 服用激素、免疫抑制剂的肾脏病患者,抵抗力下降,性生活时要特别注意清洁卫生,以防感染。

3. 急性期和严重肾脏病患者,应以卧床休息为主,禁止性生活。

4. 当出现性功能障碍时,家属应予以充分理解,缓解患者的思想压力,同时应积极治疗肾脏病。当病情获得有效控制后,性功能也可随之改善。切勿自行服用各种增强性欲的药物。

5. 肾衰竭患者性功能明显减退,接受透析治疗或肾移植术后,患者的性欲可能有一定程度的恢复。

6. 病情不宜生育的女性肾脏病患者,性生活时应采取避孕措施,以免意外怀孕,加重病情。

肾脏病对生育的影响

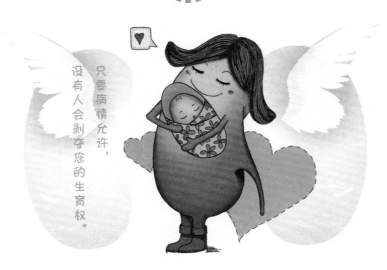

只要病情允许,没有人会剥夺您的生育权。

过去,慢性肾脏病患者怀孕的情况并不多见,但随着医疗条件的改善以及体格检查的普及,越来越多的肾脏病育龄患者面临生育的困扰。

肾脏病患者生育,男性患者较女性患者容易得多,只是授孕,而无妊娠与分娩之忧。男性患者考虑更多的是肾脏病及其治疗药物对精子质量及数量的影响,只要病情允许,短期内停用影响生育的药物(一般需停药3~6个月),等待女方怀孕后即可继续治疗。而女性患者则不同,胎儿须在母体内生长9个月之多,加上妊娠对肾功能的影响,很多女性患者对"妊娠"二字望而生畏。

下面是两个真实的故事。

于某某,女性,28岁。怀孕3个月时因常规的尿液检查发现尿中潜血+++,蛋白+,被医生告知得了慢性肾脏病。在家人的印象中,得了肾脏病就是得了不治之症,将来会发展成尿毒症。于是朗朗晴天数小时内阴云密布,种种疑虑笼罩着原本幸福快乐的小家庭。在医生告知怀孕过程中大人和孩子的可能后果后,准爷爷奶奶和准外公外婆一起讨论,商量对策。有的为腹中的宝宝担忧,有的则顾虑妈妈的病情会不会加重。于是,还没等找专业的肾脏病专科医生咨询,就草率地结束了可怜宝宝的小生命。

李某某,女性,32岁。患肾脏病5年,尿中蛋白多,近1年血压也升高,肾功能已经中度异常,一直服用治疗肾脏病的药物以及降低血压的药物。小两口想当爸爸妈妈的愿望随着患者年龄的增长日益强烈,几次向医生提出要宝宝的想法,均遭到医生劝阻。患者为了让自己深爱的丈夫当上爸爸,怀着侥幸的心理,决定不告诉医生悄悄怀孕。为了未来宝宝的健康,停了所有治疗肾脏病的药物。在妊娠4个月时,出现头晕、呕吐,血压最高达180/110毫米汞柱(24.0/14.3千帕),感觉情况不好,只好去急诊科看病。检查发现血肌酐(肾功能评价的一个重要指标)已经到了接近尿毒症的程度。在肾内科和产科医生的共同协助下,结束了妊娠。1年后,患者开始接受血液透析治疗,怀孕让透析治疗提前了几年。

这两个真实的例子,尽管结局不同,但都给患者及其家庭带来了一定程度的伤害。那么,年轻的患者如何把握肾脏病和家庭生活的关系?如何把握怀孕的时机,让年轻的女性患者成为母亲的美梦成真?如何在兼顾肾脏病的同时,完成十月怀胎,生育一个健康可爱的宝宝呢?

肾脏病患者能否怀孕这一问题不能一概而论，关键在于肾脏病病到什么程度、是否合并高血压以及肾功能的情况。多数肾脏病患者在适当情况下是允许怀孕的。

1. 急性肾炎　表现为水肿、血尿、蛋白尿和不同程度的肾功能异常。经过医生的治疗，这些表现均能消失，肾功能恢复正常。这是一种可以治愈的肾脏病。急性肾炎治愈后，不影响男女患者的生育，女性妊娠一般也没有什么危险。但急性肾炎完全恢复需要数月，选择在急性肾炎恢复 1 年后怀孕更为安全。

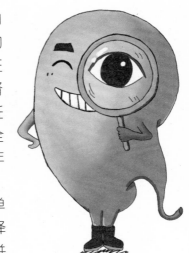

2. 慢性肾小球肾炎　如果仅表现为单纯性血尿，或经过治疗 24 小时尿蛋白量降到 0.5 克以下，而且持续半年以上，无合并高血压及肾功能异常，可以考虑怀孕。

如果患者计划怀孕前仍在接受药物治疗，应停止使用可能影响胎儿生长发育的药物，或将药物调整为对胎儿生长发育无明显影响的其他药物。病情稳定、尿蛋白少、血压及肾功能正常者怀孕后，准妈妈和宝宝的预后一般都较好。少数基础肾功能正常患者或部分肾功能轻度下降患者怀孕过程中出现肾功能短暂的减退，怀孕结束后一般都能恢复，个别患者怀孕后可出现永久性肾功能减退。

3. 肾病综合征　不存在高血压，且肾功能正常的女性肾病综合征患者也不是怀孕禁忌者。但肾病综合征时，血白蛋白明显降低，容易发生胎儿营养不良，导致胎儿体重不足或早产。而且低蛋白血症也会增加怀孕期间血栓形成的风险（包括胎盘血栓形成），使怀孕难以继续进行。肾病综合征情况下妊娠的女性自身也存在一定的风险：怀孕中晚期高度水肿，心脏负荷加大，血压升高，孕妇易发生心力衰竭。因此，肾病综合征患者，计划怀孕前最好进行肾穿刺活检，明确病理类型，并进行特定的治疗，等病情缓解后怀孕更为稳妥。

4.系统性红斑狼疮　这是育龄女性常见的疾病,易引起狼疮性肾炎。

多数狼疮性肾炎患者需要长期服用糖皮质激素和免疫抑制剂控制病情,怀孕期间常有病情活动,所以怀孕期间也不能停药。因此,狼疮性肾炎患者计划怀孕前须与风湿科和肾内科医师充分沟通,对狼疮性肾炎以及全身的红斑狼疮进行系统评估。当具备以下条件时方可考虑怀孕:①无重要脏器受累,病情稳定半年以上;②泼尼松用量每天少于 10 毫克,停用怀孕期间禁用的各种免疫抑制剂半年以上;③肾功能及血压正常,24 小时尿蛋白低于 0.5 克且稳定半年以上。

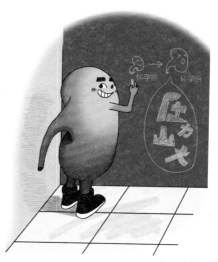

未计划怀孕的女性,在疾病活动期宜采用避孕套避孕,最好不要使用口服避孕药。口服避孕药可能增加疾病活动的风险和血栓栓塞的风险。病情不稳定、抗磷脂抗体阳性引起的高凝状态、伴肾病综合征或既往有血栓形成病史的女性,禁用口服避孕药避孕。

不宜怀孕的肾脏病患者

怀孕对慢性肾脏病患者是一个额外的负担,可能通过多种机制影响慢性肾脏病的自然病程。患有慢性肾脏病的女性,在下列情况下不宜尝试生育,否则不仅胎儿存活率低,也会加重母体的肾脏病变,甚至会给准妈妈带来生命危险。

1.慢性肾脏病活动期　怀孕可使肾脏病迁延不愈,甚至病情恶化,肾功能急剧减退。肾脏病加重,如出现严重高血压、肾功能减退,反过来也会使怀孕无法继续而被迫终止。肾脏病活动期应采取适宜的治疗措施,等待疾病稳定,激素、免疫抑制剂减量或停用,24 小时尿蛋白量下降到 0.5 克以下且维持半年以上,再准备怀孕。

2. 肾脏病患者存在高血压　血压是决定慢性肾脏病患者能否怀孕的关键因素之一。一方面，怀孕前存在高血压的患者，怀孕开始后血压可能更高，有些早期即出现妊娠高血压综合征，使妊娠无法继续。妊娠

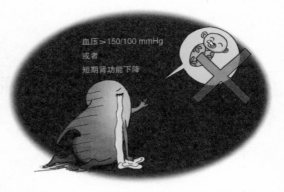

期降压药物的选择余地有限，使高血压治疗更为困难。多种常用降压药物如血管紧张素转换酶抑制剂和血管紧张素 II 受体阻断剂，均不同程度地影响胎儿的生长发育，不能用于妊娠期高血压的控制。妊娠期血压升高严重时，易引起高血压性脑病、子痫、胎儿宫内窘迫、死胎，也可引起心力衰竭、急性肾衰竭以及产后大出血等，严重时危及孕妇生命。另一方面，高血压也是肾脏病加重的一个重要因素，可能发生不可逆转的肾功能恶化。中、重度肾衰竭患者应采取避孕措施。

3. 慢性肾功能不全　肾功能不全，尤其血肌酐高于 132.6 微摩/升的女性妊娠后，肾代偿能力明显下降，肾无法承受妊娠期高血容量状态，易发生不可逆转的肾功能恶化，甚至转变为尿毒症，需要提前接受肾替代治疗。慢性肾功能不全患者妊娠后，妊娠高血压综合征的发生率明显高于普通正常女性，孕妇容易发生先兆子痫或子痫。此外，对宝宝而言，预后也差，早产可能是较好的结局。除早产外，胎儿宫内发育迟缓、胎死宫内的发生率明显增高。肾衰竭患者血液透析后生育能力稍为提高，有透析女性患者生育成功的报道，但成功者以早产儿居多。肾移植后无论男女生育能力均有改善，但女性肾移植患者的妊娠和活产率明显低于一般人群。一般而言，在严密监测下妊娠对肾移植患者的肾功能没有明显影响。为了提高胎儿的存活率，降低准妈妈的妊娠并发症发生率，建议在活体肾移植 1 年后妊娠。肾移植 2 年后妊娠更佳，可进一步降低并发症的发生率。当然，妊娠前应充分评估移植肾的功能。移植肾应当功能良好，血肌酐稳定于 132.6 微摩/升以下，24 小时尿蛋白量下降到 0.5 克以下，而且血压也应该正常。

肾脏病患者怀孕前应做的准备

准备怀孕莫着急，充分评估是前提，关键把握选时机，停药稳定是必须。

妊娠能否成功，与孕前准备是否充分关系非常密切。肾脏病多数为缓慢进展的慢性疾病，如何选择合适的妊娠时机是该次妊娠是否成功、妊娠是否会加重准妈妈肾脏病的非常重要的因素。计划妊娠前，一定要告诉医生，与肾脏病专科医生充分沟通，并做好充足的准备，以期有备而患少。孕前准备主要包括以下几个方面。

妊娠时机的选择

存在大量蛋白尿或有肾病综合征的患者，如有条件，妊娠前应行肾穿刺活检术以明确肾的病理类型，进而指导肾脏病的治疗、疾病的复发情况及肾脏病预后的判断。

1. 微小病变型肾病患者，多数对激素敏感，足量激素治疗短期内可使病情缓解。此病具有容易复发的特点，不过，即使在妊娠过程中复发，激素依然有效。如膜性肾病，起病缓慢，激素和免疫抑制剂治疗起效慢,常需经过数月的治疗方可缓解。这类患者如果打算怀孕,不要急于停药或减药,在肾病综合征完全缓解且治疗巩固后再怀孕较为适宜。

2. 自身免疫性肾病(IgA 肾病)是缓慢进展的疾病,妊娠期容易发生高血压和肾功能不全。表现为血尿伴或不伴轻度蛋白尿、血压和肾功能正常者,如有要宝宝的打算,建议尽早怀孕,无须等待。如 24 小时尿蛋白量超过 1 克,宜先治疗肾脏病,当 24 小时尿蛋白稳定低于 0.5 克后再考虑怀孕。

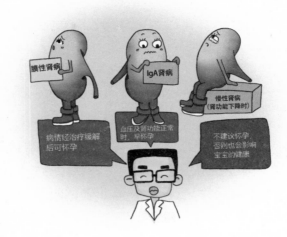

3. 狼疮性肾炎患者可以怀孕,但应该慎重,要在病情完全缓解后半年,经医生同意才能怀孕。在整个妊娠期,应有肾脏病专科医生严密监护并给予适当治疗。

慢性肾脏病患者怀孕易使肾功能减退。如果怀孕前或怀孕早期已存在肾功能不全,则妊娠后期极可能使肾功能进一步恶化,几乎不可能正常妊娠和分娩。因此,孕前已存在明显肾功能异常者不宜妊娠。即使肾功能轻度异常,妊娠的风险也将明显加大,能否妊娠应视具体情况慎重决定。

孕前充分评估病情及全身情况 ◄◄◄

孕前应充分评估肾脏病患者的病情是否适合妊娠。贸然怀孕,往往事与愿违,不仅无法达到要一个健康宝宝的目的,而且可能会给肾脏病母亲及家庭带来重度创伤。

影响肾脏病患者能否妊娠的主要因素包括蛋白尿、血压和肾功能状态,其中后两项为决定性因素。

孕前应对肾进行充分的检查,包括尿常规、24 小时尿蛋白定量、是否合并高血压及肾功能不全等。

对狼疮性肾炎患者,除了评估肾脏病病变情况外,还应对全身狼疮的活动情况进行系统估测(包括狼疮的临床表现、红细胞沉降率、免疫球蛋白以及多种免疫指标等)。

在妊娠前医生应与患者充分沟通,说明妊娠期母体及宝宝可能面临的危险,以及相关注意事项。

◀ 孕前治疗药物的调整 ◀ ◀ ◀

用于治疗肾脏病的糖皮质激素和免疫抑制剂,如泼尼松、甲泼尼龙、环磷酰胺、雷公藤多苷等,会让女性患者的月经周期紊乱甚至停经,从而使怀孕变得困难。如果正在使用激素、免疫抑制剂或血管紧张素转换酶抑制剂和血管紧张素 II 受体阻断剂等药物,一定要提前 3~6 个月把想要宝宝的计划告诉医生,医生会根据尿蛋白量、血压的控制情况以及肾功能状态,告诉女性患者可否要孩子。如果病情允许怀孕,医生会对治疗药物做出调整,把可能对胎儿有影响的药物换成对胎儿没有影响或影响尽可能小的药物。对未生育的育龄男女患者,在药物的选择上也应考虑到肾脏病用药对性腺的可能影响。如病情允许,可使用对性腺不良反应相对较小的二线药物治疗肾脏病。

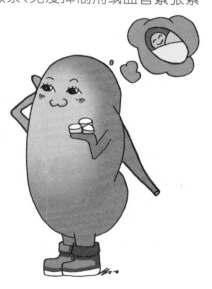

在等待怀孕的过程中,如果使用的药物可能对生育能力有负面作用,则不能简单地自行停药,而需要权衡出现生育问题的可能性和这些药物对疾病的作用。如果不顾肾脏病的严重性,自行停药,则肾脏病严重后顺利生育的可能性会更小。所以,计划妊娠前一定要去咨询肾脏病专科医生,确保做出适合当时病情的正确选择。

对于男性患者而言,服用免疫抑制剂,尤其是环磷酰胺、雷公藤多苷等,会降低男性的精子数量和精液质量。如果停止用药,这些问题大多数能在 3 个月内逆转,故停药 3 个月以上者可考虑生育。

总之，肾脏病患者计划怀孕不是一件简单的事情。如果想怀孕，首先要了解自己的病情是否允许。如果病情稳定，血压和肾功能也正常，可以在咨询肾脏病专科医生之后做出决定。决定怀孕后，肾脏病医生将调整治疗药物，停用对胎儿有影响的药物，或改用对胎儿无影响或影响尽可能小的药物。而且怀孕后应定期去医院检查，不仅需要产科医生密切监测宝宝的发育情况，准妈妈也应该到肾内科监测尿蛋白、血压及肾功能，观察妊娠对肾的影响，以便早期发现问题，及时进行处理。

会遗传的肾脏病种类

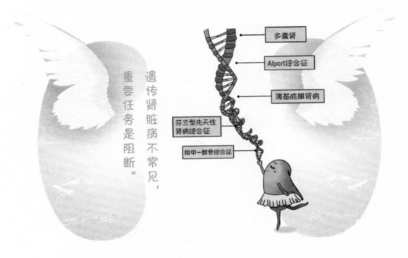

遗传肾脏病不常见，重要任务是阻断。

多囊肾

Alport综合征

薄基底膜肾病

芬兰型先天性肾病综合征

指甲—髌骨综合征

不可否认，有些肾脏病的发生具有"家族聚集倾向"，但大部分肾脏病并不遗传，只有小部分肾脏病会遗传给下一代。

经常会有患肾脏病的年轻准妈妈准爸爸，担心自己的血尿、蛋白尿会遗传给即将出生的宝宝。对大部分肾脏病患者来说，这种顾虑是多余的。

会遗传的肾脏病，家族中往往存在明确的类似病例。比如一个男性遗传性肾病患者，在其家族中兄弟姐妹、表兄弟姐妹和堂兄弟姐妹以及有血缘关系的长辈中可能会有类似的肾脏病。如果家族中有两个或两个以上的人患肾脏病，就要高度怀疑有遗传性或家族性肾病了。当确诊为某一种遗传性肾病时，可在专科医生指导下选择是否生育。如果家族中仅患者一人患有肾脏病，则遗传的可能性很小。

下面介绍几种有明确遗传倾向的肾脏病。

◄ 多囊肾 ◄◄◄

多囊肾是一种常见的遗传性疾病。根据遗传方式不同，多囊肾分为常染色体显性多囊肾和常染色体隐性多囊肾。后者多发生于婴儿期，临床上较罕见，50%在出生后数小时至数天内死于呼吸衰竭或肾衰竭。

常染色体显性多囊肾较为常见，是一种重要的遗传性疾病。按其遗传规律，家族代代发病，男女发病概率均等。如父母一方患多囊肾，则无论是儿子还是女儿，将有50%的概率遗传多囊肾。青中年后，患者的肾出现无数大大小小的囊肿，直径从数毫米至数厘米不等，且随着年龄的增加，囊肿数量增加，囊腔扩大，多数在30~50岁出现背部或肋腹部疼痛等症状，部分患者病程中会有囊内出血或肉眼血尿。高血压也是常染色体显性多囊肾常见的早期表现之一。一般于中年后出现肾衰竭，60岁以上患者中有半数患者发展至终末期肾衰竭，需透析治疗。

除肾出现囊肿、肾衰竭外，常染色体显性多囊肾还可伴有肝囊肿、胰囊肿、颅内动脉瘤、心脏瓣膜异常等。因此，此病也是一种系统性疾病。

常染色体显性多囊肾存在明确的男女发病概率对等的家族遗传特点，B超检测很容易发现肾和肝的囊肿性改变。这些对早期发现、早期诊断常染色体多囊肾具有重要的临床意义。

◄ Alport 综合征 ◄◄◄

Alport 综合征（奥尔波特综合征）又称遗传性肾炎、家族性出血性肾炎，以血尿、慢性进行性肾衰竭为特征，部分患者合并感音神经性耳聋及眼病，为遗传性家族性疾病。在遗传方式中，X 染色体连锁显性遗传约占 80%，致病基因在 X 染色体上。遗传与性别密切相关：男性发病早，病情重；女性一般发病晚，病情轻。典型案例有耳-眼-肾三联征，家族中有类似患者。该病主要有以下表现。

1. 肾表现　男性病情明显重于女性。最早及最常见的表现为持续性或再发性血尿，男性常于 5 岁之前出现，有的甚至在出生后几天内出现血尿，约 2/3 可出现发作性肉眼血尿。随年龄增长逐渐出现蛋白尿，有些尿蛋白量可较大。约 40% 的患者表现为肾病综合征，即大量蛋白尿、低蛋白血症、水肿和高脂血症，到疾病后期多发生高血压、肾功能进行性减退。尿毒症的发病率为 20%，绝大部分为男性患者，多发生在 15～30 岁。女性患者尿毒症的发病率较低，出现晚，多在 50 岁以后出现。

2. 肾外表现　23%～75% 的 Alport 综合征患者伴神经性耳聋，表现为听力下降。男性发生耳聋的概率高于女性，发生年龄也较女性早。伴有神经性耳聋者，其肾脏病变较重，发展较快。耳聋可先于肾损害及尿检异常出现，也可与肾损害同时出现。此病的特征性眼部病变包括前圆锥形晶状体、眼底黄斑周围点状和斑点状视网膜病变等，发病率为 15%～40%。前圆锥形晶状体表现为进行性近视（变性近视），多于 20～30 岁出现。特异性的视网膜病变通常不影响视力，可用检眼镜或视网膜摄像的方法检测发现，该病变会伴随肾功能的减退而进展。

◤薄基底膜肾病◢ ＜＜＜

薄基底膜肾病又称良性家族性血尿，多数患者无症状，一般在因其他目的进行检查或查体时发现。这是一种常见的家族性遗传病，有报道在持续镜下血尿患者中，本病占 26%～51%。以反复血尿为主要临床表现，病程良性，长期预后良好，肾功能长期保持正常。检查直系亲属，往往也能查到镜下血尿。

本病诊断依靠肾穿刺活检，电镜检查发现肾小球基底膜弥漫性变薄是诊断的金标准。但因肾穿刺是有创检查，本病的发展又是良性经过，一般不建议行肾穿刺活检。

呵护您的肾健康

1. 芬兰型先天性肾病综合征　出生后 3 ~ 6 个月起病,具有肾病综合征的四大特点:①大量蛋白尿,定性检查为 + + +,定量每天超过 0.1 克/千克;②低蛋白血症,血清白蛋白含量低于 30 克/升;③高胆固醇血症;④水肿。此病属常染色体隐性遗传,患儿常为早产儿,有小鼻、鼻梁低、眼距宽、肌张力差等表现。患儿出生时已有蛋白尿,很快出现水肿和腹水,并常有脐疝,喂养困难,易呕吐和腹泻,生长发育迟缓。部分患儿血液可呈高凝状态,导致血栓栓塞等并发症。患者早期肾功能正常,但易患感染性疾病。无特异性治疗方法,只能用对症和支持疗法,防治感染,减轻水肿。本病预后差,多于 6 个月 ~ 1 岁死于感染。存活至 2 ~ 3 岁者,常死于尿毒症。

2. 指甲-髌骨综合征　又称骨指甲发育不全、遗传性骨指甲发育异常等,是一种少见的遗传性疾病。以指甲和髌骨发育异常或缺如为特征,有时伴有其他骨骼改变,如髂骨角畸形、桡骨头脱位、小肩胛骨等,部分伴有眼部异常及肾受损等征象。

本综合征是常染色体显性遗传,有以下临床表现:①指甲萎缩,角化不全。部分患者指甲完全缺如、纵裂,表面凹凸不平,最常见于拇指和示指。②骨发育不良。髌骨发育不良,过小或缺如;膝、肘关节发生脱位,或出现膝、肘外翻及小腿外旋畸形;桡骨小

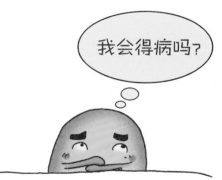

我会得病吗?

头发育不良、缺如或脱位。③肾损害,30%~40% 的患者合并肾损害,早期表现为蛋白尿、镜下血尿,约 30% 最终发展为慢性肾衰竭。

如家族中有上述遗传性肾病患者,建议孕前配合医生进行家系调查(包括与患者存在血缘关系的亲属),进行肾脏病的有关筛查。在怀孕后对部分遗传性肾病可进行基因检测,争取早期诊断。

肾脏病患者的孕期保健

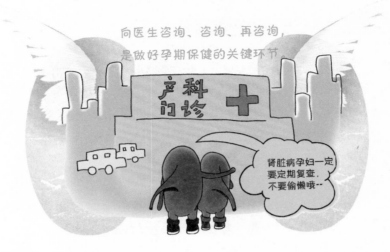

与普通孕妇相比,慢性肾脏病患者妊娠时,无论妈妈还是宝宝的风险均明显增大。因此,对有任何表现的慢性肾脏病患者在妊娠期间都不可掉以轻心。提高慢性肾脏病患者孕期保健的质量,增强孕期监测的强度和力度,可有效降低慢性肾脏病孕产妇死亡率,提高胎儿的存活率。对有慢性肾脏病的准妈妈,除了加强常规的孕期保健外,还要做到以下两个方面。

充分了解孕期保健知识

慢性肾脏病患者,发生妊娠高血压综合征、先兆子痫、子痫以及低体重儿、早产、胎儿宫内发育迟缓等的风险明显高于普通孕妇。另外,一些未生育女性是在育龄期患上肾脏病的。蛋白尿较多的慢性肾脏病患者需 1～2 年的治疗时间,病情稳定后往往已超过最佳生育年龄,而成为高龄孕产妇。高龄本身也存在一定的风险。因此,肾脏病患者更应了解孕期保健知识,更加注意生活调理,保证足够的休息与睡眠;合理饮食,保证营养,补充足量维生素,以增强体质,减少感染机会;注意防寒保暖,预防感冒。饮食一般不需要特殊禁忌,但应遵循清淡而又富于营养的均衡膳食原则。如出现水肿和血压升高,应限制盐和水的摄入,防止水肿加重。

▶ 加强妇产科和肾内科门诊随访 ◀◀◀

妊娠与分娩对一个患者来说,是一种额外负荷。孕妇肾脏病的病理状态对胎儿的生长发育或多或少会产生一些不利影响。肾脏病孕妇流产、早产的发生率较正常女性明显增高,新生儿体重不足和早产也较多。孕妇的肾脏病对胎儿影响的程度与肾脏病病情密切相关,病情重者对胎儿的影响大,病情轻者影响则较小。因此,除了在孕前选择合适的怀孕时机以及充分的孕期准备外,严密的孕期监测对母体和胎儿的健康也是至关重要的。准备生育宝宝的患者不必过度紧张,只要与医生好好配合,多数女性还是能够顺利分娩出健康的下一代的。

1. **妊娠早期**(开始至 12 周)　建议每月随诊一次,除了妇产科常规检查外,每月查尿常规及肾功能。如尿常规中蛋白阳性,还应检测 24 小时尿蛋白定量;如尿常规中尿白细胞阳性,应进一步做尿细菌学培养,诊断为无症状性菌尿者,应选择敏感但对胎儿影响小的抗生素治疗。在孕早期,胎儿对各种药物非常敏感,切勿自行用药。

2. **妊娠中期**(13 ~ 28 周)是开始出现妊娠并发症的时期。此期肾脏病患者容易出现尿蛋白增加、血压升高以及水肿等现象。医生会加强对孕妇肾功能、尿蛋白以及血压的监测,密切关注孕

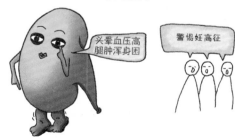

妇肾脏病病情的变化,以便及时发现、早期处理。同期,胎儿日益增大,母体的营养状况、肾脏病的病理状态以及母体使用的药物对胎儿的影响,在此期间已开始慢慢表现出来,医生除监测胎心、子宫高度外,还将使用 B 超仔细检查胎儿大小以及各部位构成是否正常,对胎儿生长发育情况进行系统评估。如发现胎儿营养及生长发育问题,要及时干预

和处理。建议每两周随诊一次，如出现血压及肾功能变化，则应增加监测频率，争取及早采取措施加以控制。

妊娠高血压综合征（简称妊高征）是此期最容易出现的并发症。它是对怀孕 5 个月后出现的高血压、水肿、蛋白尿等一系列症状的总称。妊高征患者常表现为头痛、头晕、恶心、呕吐、视力模糊、上腹部疼痛等，严重的可在产前、产时或者产后发生抽搐、昏迷。肾脏病孕妇妊高征的发生概率明显增加，而且发生的时间可能提前，应予以密切关注。除医生每两周常规测量一次血压以外，如有条件，可自行在家检测。一旦诊断为妊高征，产科医生会予以及时治疗。如果治疗无效，则建议孕妇引产。妊娠期间降压药物的选择不同于非孕期，要避免使用利尿剂、血管紧张素 II 转换酶抑制剂和血管紧张素 II 受体阻滞剂控制血压。

3. 妊娠晚期（末 12 周）　是妊娠高血压综合征、先兆子痫以及子痫最易发生的时期。随着胎儿的发育，肾的负担继续增加，所以最好每周随访一次，严密监测高血压的发生，积极治疗孕妇高血压。妊娠 32 周后，应每周去医院检查一次。慢性肾脏病孕妇若在妊娠后半期病情发生变化，应随时住院治疗，以便密切观察肾功能的改变和胎儿生长发育情况，及时处理，力争得到活婴和保证母亲安全。肾功能正常的肾脏病孕妇，只要血压得到良好控制，胎儿的存活率可达 90% 以上；而在中度肾功能受损者中，胎儿的存活率下降。如果血压有明显升高趋势，肾功能短期内快速减退，则应及时终止妊娠。

在妊娠的任何时期，孕妇出现高血压、肾功能下降（肌酐高于132.6 微摩/升）时，肾功能恶化的机会就明显增加，出现流产、死胎、死产的机会也随之增多。总之，血压越高、肌酐水平越高，母婴的危险性越大。

部分肾脏病患者在妊娠过程中，血压和肾功能无明显变化，而尿蛋白增加，这可能是妊娠后肾病活动的表现。大量蛋白从尿中丢失后，可能会造成血中白蛋白下降，影响胎儿的营养，导致低体重儿。但单纯的尿蛋白增加不是终止妊娠的指征，不要急于结束妊娠。部分肾脏病活动可使用激素治疗，肾脏病专科医生会对此做出判断，提供适合当时情况的最佳方案。

如果孕期进展顺利，肾脏病稳定，分娩可同正常妊娠一样处理。一般情况下,肾脏病患者妊娠维持到 36 周时,可以根据病情考虑终止妊娠。此时胎儿已经成熟,分娩可使胎儿及早脱离不利的环境,同时也避免加重孕妇的肾损害。

总之,慢性肾脏病患者妊娠时,要提高自我保健能力和保健意识,整个妊娠期间都应加强监测。除了加强胎儿的生长发育和心率监护以外,还应定期到肾内科门诊就诊,密切观察妊娠对母体肾功能和血压的影响,尽可能降低孕妇肾脏病加重的风险,为宝宝创造最好的体内生活环境。

肾脏病孕妇须终止妊娠的条件

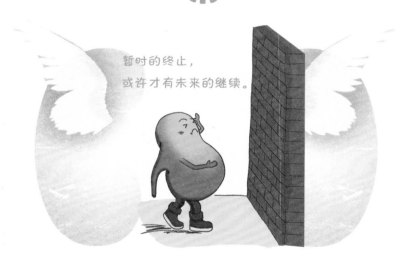

暂时的终止,
或许才有未来的继续。

男性肾脏病患者,生育孩子较女性患者容易得多,在疾病相对稳定、药物停用或仅用维持剂量的情况下,只要能使女方怀孕,就可以生育后代,无十月怀胎之忧。但女性肾脏病患者,生育就面临很大的挑战。

妊娠合并慢性肾脏病有一定危险性,应予以高度重视。一定程度上,妊娠对慢性肾脏病不利。

妊娠期间,为了供应胎儿的生长需要,母体的血容量增加,妊娠女性在肾功能和血流动力学各方面均发生明显变化。在怀孕第 10 周时,肾血流量及肾小球滤过率比非怀孕女性增加 30%~50%,整个孕期肾小球滤过率明显增加,最高增加近 50%。随之发生变化的是双肾大小增加,长径可增加 1 厘米。

这种生理改变对肾功能正常的肾脏病患者没有多大的影响,孕妇可以很好地适应孕期的生理需要;但肾功能已经异常,尤其中度以上异常者,代偿能力明显下降,孕期加重的肾生理负担,会导致残余肾功能减退加速,不利于肾功能的恢复。如患者已有中、重度肾功能不全,到妊娠后期则容易发生尿毒症而使病情恶化。而且怀孕后,孕妇和胎儿的代谢产物排泄增加,也加重了肾负担。

怀孕期间的某些并发症,如妊娠高血压综合征、先兆子痫、子痫等也会加重肾脏病变。肾脏病的加重情况与孕前的基础肾功能状态有很大的关系。如果在孕前,孕妇只有血尿和(或)少量蛋白尿,而没有高血压、肾功能下降,妊娠对肾的影响就比较小。在 360 例肾功能正常的慢性肾小球肾炎女性中,171 例怀孕,而其他未怀孕;30 年后,发生妊娠和未发生妊娠的女性比较,肾长期存活率没有区别。可见,肾脏病稳定、肾功能正常情况下怀孕并不影响母亲的长期预后。如果怀孕前已有严重的慢性肾脏病,怀孕后病情往往恶化。轻微肾衰竭(血清肌酐不超过 132.6 微摩/升)患者在妊娠过程中可能出现肾功能减退、血压上升及尿蛋白增

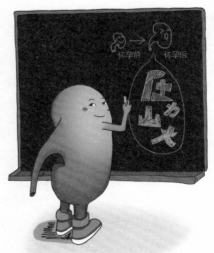

加,但一般产后可恢复至先前水平。血清肌酐超过 132.6 微摩/升的患者则会有肾功能减退及血压明显上升,有些孕妇肾功能可能为永久性减退。严重肾衰竭(血清肌酐超过 221.0 微摩/升)患者部分于产后1～2 年内会进入终末期肾衰竭。

▶ 须终止妊娠的条件 ◀◀◀

生育一个健康可爱的宝宝是许多夫妻梦寐以求的事情。但是,对于有肾脏病的人来说,情况则变得复杂,在某些特殊情况下,他们不得不忍痛割爱,放弃让宝宝出生的机会。为了宝宝和妈妈的健康,女性肾脏病患者妊娠应在肾脏病专科医生和产科医生的共同监测下进行,较普通妊娠女性增加随访次数,增强监测力度,包括对无症状菌尿的早期发现和治疗、妊娠肾功能的系列监测、高血压的治疗、先兆子痫的发现与监测、胎儿超声的检查和胎儿心率的监测等。如遇到以下特殊情况,须考虑终止妊娠。

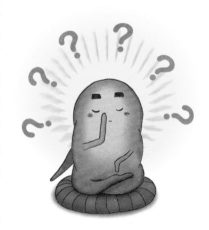

1. 妊娠期血压超过 150/100 毫米汞柱(20.0/13.3 千帕),服用降压药也不能降至正常范围者,应考虑终止妊娠。尤其高血压出现在妊娠早期者,胎儿死亡和宫内生长停滞的风险以及孕妇肾功能恶化的风险明显加大,妊娠往往无法继续,应及时人流,终止妊娠,待病情稳定后再计划下次妊娠。

2. 在妊娠的任何阶段出现肾功能的快速下降,医生分析认为不结束妊娠肾功能短期内将无法逆转时,应终止妊娠。即使勉强坚持,也很难有正常妊娠,而且肾脏病孕妇很可能面临无法恢复的进行性肾衰竭,严重时甚至危及肾脏病患者的生命。肾功能快速下降发生在妊娠 28 周以前者,胎儿存活较难,及时终止妊娠后肾脏病患者的肾功能一般能恢复至基础水平。

3. 在妊娠 28 周以后,如果出现上述特殊情况,为了确保孕妇的安全,也为了使胎儿及时脱离子宫险境,必须终止妊娠,实施引产或剖宫产手术。

4. 如果经超声波等检查发现胎儿有严重畸形或胎儿不能生存等情况，准爸爸妈妈应理智地接受引产。无论处在妊娠的任何时期，只要孕妇感觉胎动消失，经医生检查后确定胎儿已死在宫内，就应立即引产，以确保孕妇的生命安全。

肾脏病患者历经数月甚至数年的艰辛准备，好不容易怀胎数月，如出现血压升高和肾功能减退等异常情况，如何寻找对宝宝和孕妇都理想的终止时间点是临床的难题。不同患者病情的变化和表现，差异很大，目前没有也无法使用一个放之四海而皆准的终止妊娠的金标准。因此，当肾脏病患者出现任何异常时，都应及时寻求肾脏病专科医生和产科医生的帮助，由医生根据病情变化适时制订出最有利的处理方案。

肾脏病患者的妊娠是一个复杂的工程，肾脏病会不会影响性生活？肾脏病患者能不能怀孕？什么情况下能够允许怀孕？在不影响妈妈健康的前提下养育一个健康可爱的宝宝是医生和患者共同的愿望。如果您或您的亲属患有肾脏病，不必紧张，在积极的准备和严密的监测下，大部分肾脏病不影响宝宝的生长发育和准妈妈的肾功能。如果有生育宝宝的打算，要及时告诉医生，肾脏病专科医生将成为您最佳的健康顾问。医生会仔细评估患者的病情，根据实际情况提出最有利的建议并做出方案。如果病情允许怀孕，要尽可能放下心中的包袱，尽情享受妊娠的乐趣。虽然妊娠过程中存在诸多风险，但有肾脏病专科医生和妇产科医生携手与患者相伴，只要按医生的建议就诊，母体的风险和胎儿的风险将被控制在最低水平。

最后，祝愿肾脏病患者人人拥有一个幸福美满的家庭。

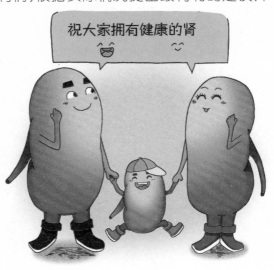